Os 7 pilares da saúde alimentar

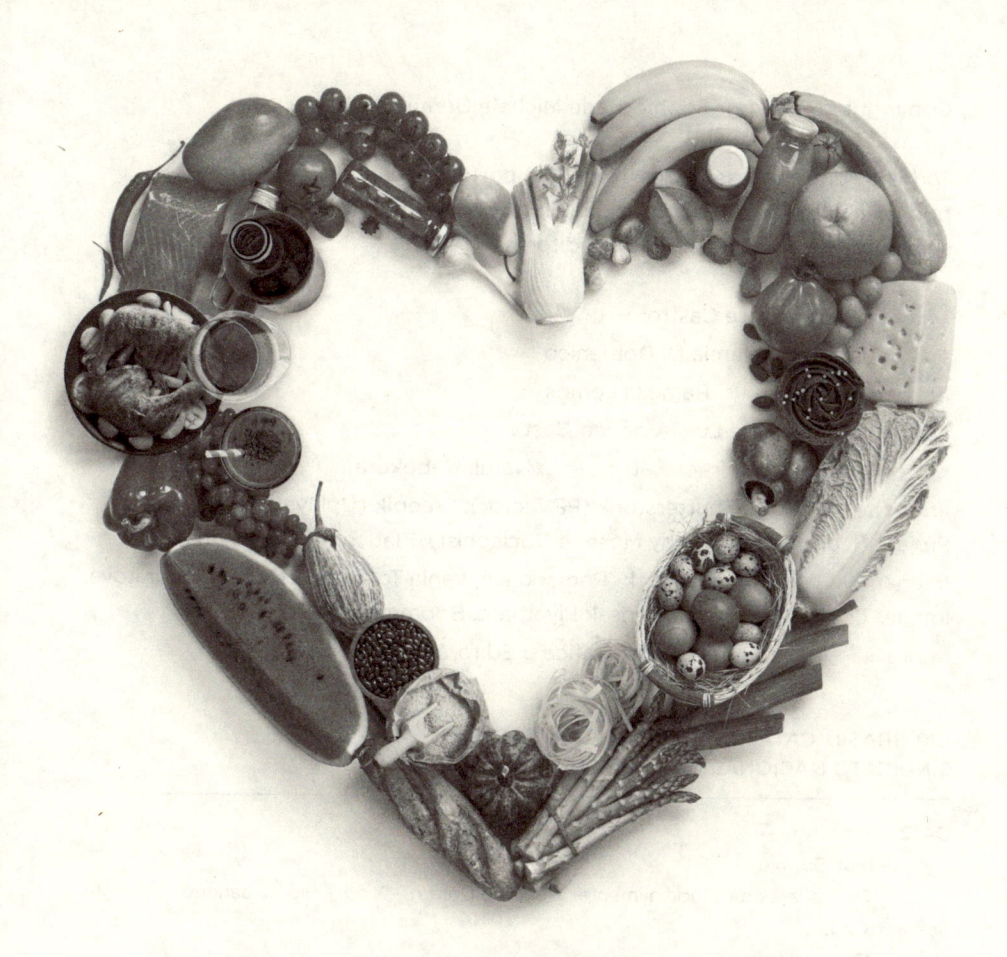

Sophie Deram, Ph.D.

Os 7 pilares da saúde alimentar

Aprenda a resgatar uma relação saudável com a comida
e o corpo por meio da mudança de hábitos

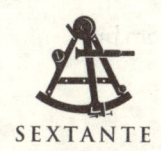

SEXTANTE

Copyright © 2021 por Sophie Marie Michele Deram

Todos os direitos reservados. Nenhuma parte deste livro pode ser utilizada ou reproduzida sob quaisquer meios existentes sem autorização por escrito dos editores.

edição: Nana Vaz de Castro
edição de texto: Marcia Di Domenico
preparo de originais: Rafaella Lemos
revisão: Ana Grillo e Luis Américo Costa
projeto gráfico, diagramação e capa: Natali Nabekura
imagens do miolo: Shutterstock (PPVector); Freepik (Upklyak); The Noun Project (Icons Bazaar, Cathy Moser e Nociconist); Flaticon (Smashicons)
imagem de capa: Shutterstock (Romario Ien, Vania Tonova, Ekaterina Kondratova, Images72, AS Food Studio, Sirisak Piyatharo, Boommaval e Fotosoroka)
impressão e acabamento: Lis Gráfica e Editora Ltda.

CIP-BRASIL. CATALOGAÇÃO NA PUBLICAÇÃO
SINDICATO NACIONAL DOS EDITORES DE LIVROS, RJ

D472s

    Deram, Sophie
        Os 7 pilares da saúde alimentar / Sophie Deram. - 1. ed. - Rio de Janeiro : Sextante, 2021.
        192 p. ; 23 cm.

        ISBN 978-65-5564-168-4

        1. Hábitos alimentares. 2. Hábitos de saúde. 3. Estilo de vida. 4. Mudança de atitude. 5. Bem-estar. I. Título.

21-70466   CDD: 613.2
                                                                                     CDU: 613.2

Camila Donis Hartmann - Bibliotecária - CRB-7/6472

Todos os direitos reservados, no Brasil, por
GMT Editores Ltda.
Rua Voluntários da Pátria, 45 – 14º andar – Botafogo
22270-000 – Rio de Janeiro – RJ
Tel.: (21) 2538-4100
E-mail: atendimento@sextante.com.br
www.sextante.com.br

SUMÁRIO

AGRADECIMENTOS 10

INTRODUÇÃO 12

PARTE 1 REPENSANDO A RELAÇÃO COM O CORPO E A ALIMENTAÇÃO 21

Capítulo 1 "O peso das dietas" e o comer saudável 22

O que é ser saudável? O que é saúde? 24

O terrorismo nutricional e a obsessão por emagrecer 28

Por que passamos a focar no peso como indicador de saúde? 31

A confusão sobre o que é alimentação saudável 32

Por que não fazer dieta 38

Saúde é muito mais que o peso na balança 41

Os 7 segredos da Sophie 44

Capítulo 2 Comportamento alimentar e o processo de mudança de hábitos 47

Neurociência por trás dos hábitos 49

Um pouco de nutrigenômica 56

As fases do processo de mudança comportamental 58

Encontre sua motivação para mudar 65

Capítulo 3 **A Roda dos 7 Pilares da Saúde Alimentar** 67

Preenchendo a Roda dos 7 Pilares da Saúde Alimentar 70

A Roda e a mudança do comportamento alimentar 74

O que fazer com a Roda preenchida? 76

Você é protagonista da sua mudança 78

PARTE 2 COMO USAR NA PRÁTICA A RODA DOS 7 PILARES DA SAÚDE ALIMENTAR 81

Capítulo 4 **Antes de começar** 82

Encontre seu ritmo de mudança 85

Uma ferramenta poderosa: o diário alimentar 87

Outros hábitos simples para adotar agora mesmo 88

Capítulo 5 **Os pilares** 89

Pilar 1 **Praticar o ritual da refeição** 89

Subpilar: Escolher e/ou comprar os alimentos 90

Faça uma lista de compras 91

Compre em intervalos regulares 95

Enlatados: ok, mas saiba escolher 95

Vá à feira! 95

Compre on-line 96

Se puder, plante! 96

Subpilar: Cozinhar comida caseira 97

Explore o que já sabe fazer. Simplifique! 98

Monte uma cozinha agradável 98

Faça uma coletânea das receitas de que você mais gosta   99

Planeje os menus da semana   99

Facilite sua vida na cozinha   100

Busque inspiração em livros e filmes   101

Todo mundo para a cozinha!   102

Subpilar: Compartilhar as refeições   104

Coma em um ambiente agradável   105

Não leve problema para a mesa   105

Aproveite sua melhor companhia: você   106

Crie um hábito em família   106

Pilar 2 **Alimentar-se de outras energias**   109

Subpilar: Atividade física e lazer   109

Mexa-se como puder   110

Levante do sofá   112

Reserve tempo para o lazer   113

Subpilar: Rotina de sono   114

Você sabe o que é higiene do sono?   115

Checklist antes de dormir   117

Passo a passo: meditação para induzir o sono   118

Pilar 3 **Comer melhor, não menos**   121

Subpilar: Escolher qualidade e variedade   121

Experimente novos sabores   122

Ponha mais cor no prato   125

Acrescente uma saladinha   125

Enquanto a pizza não vem...   125

Dê uma chance às frutas   125

    Coma entrada, prato principal e sobremesa   126

    Avalie sua alimentação   126

Subpilar: Comer com prazer   128

    Vivência de comer com consciência   129

    Liberte-se da culpa   131

Pilar 4 **Ter consciência da fome/saciedade e da nutrição**   134

Subpilar: Sentir-se nutrido   134

    Experimente fazer um diário alimentar   136

    Conecte-se com sua fome   139

    8 dicas para comer consciente   140

    Desvende sua saciedade   140

    Reconheça suas emoções para lidar melhor com o comer emocional   141

Subpilar: Saborear a comida   143

    Um exercício simpático   144

Pilar 5 **Pensar sustentável**   147

Subpilar: Metas realistas   147

    Um passo de cada vez   148

    Deixe lembretes para sair do automático   150

Subpilar: Paciência no processo   152

    Acompanhe suas conquistas   153

Pilar 6: **Cuidar da mente**   158

Subpilar: Reconhecer o positivo   158

    Escreva um diário de agradecimentos   159

    Avalie vantagens e desvantagens da mudança   161

    Saboreie a vida   161

Subpilar: Lidar com o estresse   163

    Transforme o estresse em calma   164

    Acolha suas emoções   165

    Pequenos momentos antiestresse   165

    Cultive a presença   166

Pilar 7   **Fazer as pazes com o corpo**   168

Subpilar: Aceitar o corpo   168

    Busque suas qualidades   169

    Escreva uma carta para o seu corpo   170

    Pare de seguir (e de se comparar com) influenciadoras   170

    Permita-se mais   171

    Encontre suas qualidades   171

Subpilar: Confiar no corpo   172

    Seu corpo como ele é   173

    Você é mais que seu corpo   174

    Avalie sua vida   174

PALAVRAS FINAIS   177

AGRADECIMENTOS

Agradeço aos sete profissionais de saúde que contribuíram com conhecimento e disposição para a enriquecedora troca de ideias que resultou na criação deste livro. Todos, de alguma forma, aplicam os princípios da Roda dos 7 Pilares da Saúde Alimentar, seja no consultório, seja nos cursos que lecionam. Foram vários encontros virtuais realizados em 2020, durante a pandemia, para compartilhar experiências pessoais e profissionais de quem atende diariamente pacientes no consultório e no SUS.

A interdisciplinaridade – isto é, a atuação conjunta de vários profissionais de saúde – é muito importante no cuidado com os pacientes, pois se reflete em uma prática alinhada e coerente que enxerga o indivíduo de forma integral. Para mim, não existe riqueza maior do que poder contar com essa troca de conhecimento e uma equipe tão entusiasmada.

Todos aqui são meus alunos e docentes do curso Método Sophie para profissionais de saúde.

Cecilia Zanardi, nutricionista pela Universidade de Uberaba, formada pelo Método Sophie em abordagens da terapia cognitivo-comportamental para nutricionistas e em fundamentos da alimentação consciente. Hoje mora e atende em Ribeirão Preto.

Christianne M. dos Reis, psicóloga especializada em terapia cognitivo-

-comportamental e transtornos alimentares pelo IPq-FMUSP, onde atua como psicóloga voluntária no Grupo de Especialidades do Comer Compulsivo e Obesidade do Ambulatório do Programa de Transtornos Alimentares (Ambulim). Chris é formada no Método Sophie e docente do curso.

Diôgo Vale, nutricionista do Instituto Federal de Educação, Ciência e Tecnologia do Rio Grande do Norte, mestre em nutrição e doutor em saúde coletiva. Formado pelo Método Sophie, trabalha com alimentação e nutrição de adolescentes.

Elisa Rennó, graduada em nutrição e pós-graduanda em comportamento alimentar, é nutricoach pelo Método Sophie e fundadora da Ilera Nutrição Consciente. Agradeço especialmente à Elisa pelo enorme auxílio na produção do material escrito que serviu como base para este livro.

Leonardo Canellas Silva, graduado em nutrição pelo Centro Universitário São Camilo e em gastronomia na Austrália, tem pós-graduação em nutrição clínica, nutrição e atividade física e fitoterapia. É formado no Método Sophie e docente do curso.

Maria Rita Lima Santos, nutricionista especializada em nutrição clínica pela USP, formada pelo Método Sophie e instrutora de *mindful eating*. Atua em saúde pública pela Secretaria de Saúde de Ilha Solteira, no interior de São Paulo.

Paula Teixeira, médica pela Faculdade de Ciências Médicas de Santos e pós-graduada em nutrologia pela Associação Brasileira de Nutrologia (Abran). Paula foi primeiro minha paciente e afirma que a partir daí mudou sua relação com a comida e seu rumo profissional. Ela contou sua história no meu primeiro livro, *O peso das dietas*. É fundadora do Centro Brasileiro de Mindful Eating e foi docente do curso Método Sophie.

Queria agradecer também à querida Nana Vaz de Castro, da Editora Sextante, por ter acreditado em mim e nesse projeto e ter me ajudado, com a colaboração imprescindível da Marcia Di Domenico, na elaboração deste livro.

INTRODUÇÃO

Seja bem-vindo a este livro, que foi pensado e escrito para você que está buscando soluções para ficar em paz com a comida e com o seu corpo passando longe das dietas restritivas. Vou apresentar o melhor caminho, baseado em evidências científicas, para ter um estilo de vida com saúde e bem-estar, um peso saudável e sustentável e, com isso, também ganhar longevidade.

Se você acha que "fechar a boca e malhar" é a fórmula mais eficiente para ter saúde e emagrecer, estou aqui para convencê-lo a rever esse conceito. Sei que ouvimos e lemos isso em toda parte quando se trata de estratégias para ser mais "saudável", mas quero mostrar que existe outro caminho, que não passa pelas ideias de viver controlando tudo que se come, deixar de consumir coisas gostosas ou ficar horas na academia.

Mas, afinal, quem sou eu para poder falar assim contra dieta? Sou uma nutricionista franco-brasileira, com doutorado pelo Departamento de Endocrinologia da Faculdade de Medicina da Universidade de São Paulo (FMUSP) com foco em obesidade e genética. Sou especializada em tratamento de transtornos alimentares e pesquisadora em neurociência do comportamento alimentar. Atualmente sou coordenadora do projeto de genética do Ambulatório do Programa de Transtornos Alimentares (Ambulim) do Instituto de Psiquiatria do Hospital das Clínicas (IPq-HC-FMUSP). Sou também engenheira agrônoma formada em Paris, na

França. E, antes de tudo, sou mãe de quatro filhos adultos e avó de uma netinha incrível.

Estudei bastante antes de começar a falar sobre as coisas que defendo e de me tornar uma ativista contra dietas, especialmente entre crianças. Tudo que falo aqui é embasado na ciência. Sou nutricionista com ciência e consciência.

No meu primeiro livro, O peso das dietas, lançado em 2014 (ele teve uma segunda edição, revista e atualizada, em 2018), expliquei por que oriento as pessoas a pararem de fazer dieta restritiva para emagrecer: porque simplesmente não é algo saudável nem sustentável e pode piorar sua saúde, sua relação com a comida e até fazer ganhar mais peso a longo prazo. Queria ajudar o máximo de pessoas possível a entender que é normal fracassar na dieta e voltar a engordar depois de ter perdido peso de maneira rápida e com restrições.

Os estudos mostram que fazer dieta não funciona em 95% dos casos; não é culpa sua! Não se trata de falta de disciplina ou de força de vontade. Nosso cérebro odeia restrição e faz de tudo para você fracassar na dieta e voltar a comer.

Dietas restritivas podem até dar resultado a curto prazo, mas hoje está claro que, a longo prazo, levam a um risco maior de engordar, além de prejudicarem a saúde e abrirem caminho para uma relação conturbada com a comida e até transtornos alimentares.

Quando lancei O peso das dietas, estava insegura em relação a como ele seria recebido pelos leitores. Afinal, é um livro que vai contra muito do que estamos acostumados a escutar e do que aprendi na faculdade, tanto na França quanto no Brasil. Imagine minha surpresa e felicidade quando descobri que o livro estava fazendo grande sucesso não somente entre o público leigo, mas também com os profissionais de saúde. Ele acabou se tornando um best-seller!

Hoje está claro que precisamos parar de reduzir o peso a um simples cálculo de calorias e de condicionar nossa saúde ao emagrecimento e ao lema "foco, força e fé", como se propaga em tantos lugares, dos consultórios às redes sociais e capas de revistas. O caminho da saúde vai muito além disso. É preciso, primeiro, fazer as pazes com o peso, o corpo e a comida.

De tanto estudar (são mais de 25 anos!), cheguei a três dicas simples que resumem tudo que aprendi ao longo do tempo investigando esse assunto:

1. Diga não às dietas.
2. Coma comida fresca e caseira.
3. Cozinhe!

Como assim, tão simples? Sim! Mas simples não quer dizer fácil.

Ao mesmo tempo que tinha o objetivo de desestimular as pessoas a fazerem dieta, eu pensava: mas, se não é para fazer dieta, vou dizer o que aos meus leitores, que confiam em mim e nos meus conhecimentos para mudar hábitos alimentares e emagrecer?

Foi com isso em mente que desenvolvi, no meu primeiro livro, sete pontos importantes a serem avaliados quando o objetivo é conquistar uma saúde mais harmoniosa, melhorar os hábitos e pensamentos ligados à alimentação e assim chegar, por consequência, a um peso saudável e sustentável.

Chamei esses sete pontos de "Os Segredos da Sophie". Fiz isso não somente por causa do meu nome, mas porque *sophie* (do francês) significa "sabedoria" em grego. Assim, os segredos da Sophie são os segredos da sabedoria do corpo e da saúde. São fatores comprovados e fundamentais para uma vida saudável e em paz com a comida e o corpo.

Os sete segredos são os seguintes:

Segredo 1: Faça as pazes com o seu corpo

Segredo 2: Cuide do seu cérebro; ele controla tudo

Segredo 3: Pense sustentável; não tenha pressa

Segredo 4: Respeite sua fome e viva no presente

Segredo 5: Coma melhor, não menos! Faça as pazes com os alimentos

Segredo 6: Alimente-se de outras energias

Segredo 7: Cozinhe e celebre a comida

Desde que *O peso das dietas* foi lançado, recebo muitas mensagens que mostram que essas orientações vêm ajudando muito as pessoas, tanto aquelas que estão sozinhas na tentativa de perder peso quanto nutricionistas, médicos, psicólogos e outros profissionais de saúde que recebem no consultório pacientes em busca de ajuda para deixarem de brigar com a balança. Se você não leu meu primeiro livro, onde explico em detalhes esses sete segredos, vou falar deles nos próximos capítulos, fique tranquilo.

> *O equilíbrio do corpo envolve mais fatores do que somente o que a pessoa come e quantas calorias gasta. É uma questão de fazer as pazes com a comida e o corpo e de mudar hábitos alimentares.*

De acordo com a Organização Mundial da Saúde (OMS), o maior problema de saúde atualmente são as doenças crônicas, como as cardiovasculares e respiratórias, diabetes, hipertensão e câncer. Doenças crônicas são aquelas que se instalam lentamente ao longo dos anos. São, na maioria das vezes, evitáveis, mas difíceis de tratar.

As doenças crônicas são um problema mundial, não só do Brasil, embora por aqui elas avancem em velocidade maior do que em outros lugares e sejam responsáveis por mais de 70% do total de mortes ocorridas no país, segundo a OMS. Todas essas doenças têm em comum vários fatores de risco, como tabagismo, consumo excessivo de álcool, pressão alta e também sobrepeso e obesidade. O mundo inteiro está vendo os índices de obesidade crescerem, e nenhum país conseguiu diminuí-los nos últimos 35 anos.

Até hoje não existe tratamento para resolver o problema das doenças crônicas e do excesso de peso. Todos os medicamentos, dietas e cirurgias apontados como solução para esses casos têm riscos e efeitos colaterais. Isso deixa os profissionais de saúde um tanto perdidos. Afinal, por décadas eles aprenderam a curar doenças com remédios, o que funcionou muito bem para quase erradicar doenças bacterianas como a tuberculose, por exemplo.

Em 2020 começou a pandemia de Covid-19, causada pelo novo coronavírus, que se mostrou inédita e avassaladora. Ela desafiou toda a cadeia de saúde e criou uma crise sanitária enorme, que certamente será sentida pelos próximos anos.

Para lutar contra as doenças crônicas, não existem remédios nem vacinas. O que fazer, então, se não há comprimido ou terapia que possa resolvê-las? O que prevalece na ciência – algo com que todo mundo está de acordo atualmente – é que, em saúde, a prevenção é o melhor remédio. Mas como prevenir doenças crônicas?

O consenso na saúde hoje é que o melhor que podemos fazer para diminuir o risco de desenvolver doenças crônicas é seguir um estilo de vida saudável, trocando hábitos nocivos por outros mais saudáveis. Ou seja, a solução está dentro de cada pessoa, e não há uma receita ou fórmula que funcione para todo mundo.

É aí que está o grande desafio. Mudar hábitos é a solução para adotar um estilo de vida mais saudável. Mas não é algo que se possa prescrever em uma receita médica e mandar o paciente seguir. Mudar hábitos é algo bem mais complexo do que apenas tomar remédio ou controlar o peso na balança e perder centímetros na cintura. Infelizmente, muita gente ainda acredita que essa receita funciona porque nossa sociedade e nosso sistema de saúde se acostumaram a focar no número de quilos que a balança mostra para determinar se a pessoa está saudável ou não.

Para piorar, confunde-se saúde com magreza e magreza com beleza. Essa mentalidade gordofóbica está na origem do desenvolvimento de uma sociedade cheia de neuras frente ao ato de comer, o que leva cada vez mais ao comer transtornado, isto é, comportamentos alimentares que não são saudáveis mas não preenchem os critérios para diagnosticar um transtorno alimentar específico, como anorexia ou bulimia. Pular refeições, restringir grupos de alimentos, ter episódios de exagero ou compulsão, geralmente acompanhados de emoções negativas relacionadas à comida, como medo, culpa, vergonha e ansiedade, por exemplo, fazem parte do comer transtornado. Pode-se dizer que é o meio do caminho entre o comer normal e o transtorno alimentar.

Enquanto todo mundo se preocupa com o aumento da obesidade, uma outra epidemia silenciosa vem se alastrando pelo Brasil e pelo mundo, afetando principalmente os jovens: a epidemia dos transtornos alimentares.

Você pode me perguntar: então basta mudar hábitos para ter uma vida mais saudável? É simples assim?

Minha resposta é: sim, só temos que melhorar nossos hábitos. Mas vou repetir: simples não quer dizer fácil!

Para transformar seu estilo de vida é preciso, primeiro, entender por que você se comporta de determinadas formas, tanto em relação à comida quanto em outras áreas da vida, e então buscar hábitos mais saudáveis. Depois é importante compreender que uma mudança duradoura precisa começar dentro de você, ou seja, a decisão precisa ser sua, e não de qualquer outra pessoa. Não adianta o médico, a nutricionista ou o livro dizerem o que precisa ser feito.

Pare de terceirizar a sua saúde e volte a ser seu próprio dono. Você é seu melhor especialista.

É muito importante que você comece a se convencer disso.

Essa é uma transformação que acontece aos poucos, buscando progresso, e não perfeição. Afinal, ninguém acorda um dia pronto para colocar em prática um estilo de vida totalmente diferente.

Não é preciso buscar nenhum conhecimento complexo, mas sim desenvolver habilidades para mudar, incluindo novos e melhores hábitos de vida.

A maioria dos pacientes que chega ao consultório já sabe muito sobre nutrição e saúde. Sabe que deve comer mais legumes, menos açúcar, diminuir a quantidade de refrigerante, fazer exercício, etc. O problema é que eles geralmente chegam com muitas crenças limitantes e erradas sobre o que, quando e quanto comer, e têm dificuldade para colocar esses hábitos em prática. Julgam-se e se culpam por acharem que não têm força de vontade. Com isso, acabam levando uma vida de sofrimento frente ao comer.

Estou aqui para dizer que mudar é possível, mesmo não sendo fácil. Nenhum processo de mudança é tranquilo.

O primeiro passo é querer mudar – se você está lendo este livro é porque provavelmente já deu esse passo! Depois é importante ter paciência e calma, ir definindo metas possíveis para você e comemorando cada conquista.

Para transformar a sua relação com a comida, é mais eficiente ir devagar, respeitando seu tempo e seus limites, do que colocar na cabeça que a partir de amanhã só vai comer alimentos saudáveis – o que é insustentável e tende a não durar mais do que alguns dias, além de gerar uma porção de sentimentos negativos e culpa por sentir-se fracassado. Já viu esse filme antes?

Qualquer transformação consistente só pode acontecer quando fizer sentido para você. Mudanças gradativas levam a um novo estilo de vida. No percurso você ganha autonomia e autoconfiança.

Com este livro quero ajudar você a se empoderar, se reconectar e se apropriar das suas escolhas, parando de agir de forma automatizada e movida por modismos. Assim você terá sucesso na sua transformação e conseguirá chegar à sua melhor versão, retomando o leme do seu barco.

> *Saúde é autonomia e sabedoria interior.*

Nesta jornada vamos conhecer a Roda dos 7 Pilares da Saúde Alimentar, uma ferramenta de autoconhecimento, autoavaliação e autogestão das mudanças no comportamento alimentar que uso com pacientes no consultório. É uma das melhores ferramentas do meu curso Método Sophie, que ofereço a profissionais.

Essa Roda é uma adaptação da Roda da Vida, um recurso bastante utilizado no universo do coaching, para trabalhar meus sete segredos para a saúde alimentar. Ela foi elaborada em 2016, quando idealizei o meu primeiro curso para profissionais de saúde, junto com as queridas Audrey Deram (minha filha) e Roselake Leiros, que são coach e master coach em PNL (programação neurolinguística), respectivamente.

Durante meus estudos e atendimentos, tanto no hospital quanto no consultório, percebi que um profissional de saúde capacitado com recursos e técnicas de coaching consegue praticar um atendimento melhor do que um que não os tenha, ou mesmo do que um coach que não possua formação em saúde (como tantos que existem por aí). Existe até pesquisa científica comprovando isso, publicada no periódico *Obesity* em 2013.

A Roda dos 7 Pilares da Saúde Alimentar é resultado dos meus mais de 25 anos de estudos em ciência da nutrição, nutrigenômica e neurociência do comportamento alimentar. Ela é um desenvolvimento mais abrangente e mais prático dos meus Sete Segredos, inclusive com subpilares que ajudam a visualizar os passos a seguir. O objetivo de trabalhar com ela no processo de mudança de hábitos é identificar aspectos da vida que podem estar afetando sua saúde, impedindo que você tenha uma relação saudável com a comida, o seu peso e o seu corpo. Além disso, a Roda vai ajudar você a parar de focar somente no peso e no "fechar a boca e malhar", que é o que acaba prejudicando muita gente em processo de mudança. Saúde é muito mais do que isso.

Ao longo dos anos, percebi que a Roda dos 7 Pilares da Saúde Alimentar é um recurso capaz de estimular as pessoas a tomarem as rédeas da própria sabedoria corporal na direção de ter mais saúde e bem-estar, em vez de confiá-la a um terceiro, ainda que seja um profissional de saúde.

Este livro é um aliado em sua jornada de descoberta de uma vida mais saudável. A ideia é que ajude você a navegar seu barco pelo mar da sua vida, guiando-o na direção de escolhas melhores, vencendo as "tempestades" da preocupação com peso, das dietas, do comer transtornado e do prejuízo à saúde.

Ninguém conhece e domina seu barco melhor do que você. Você só precisa voltar a ter autonomia e sabedoria para navegá-lo.

No Capítulo 3 vou orientar em detalhes como completar a Roda dos 7 Pilares e usar os resultados para guiar as mudanças de hábito que você julgar necessárias. Por enquanto, vale saber que o momento de preenchê-la é uma oportunidade de autoconhecimento, empoderamento e conexão consigo mesmo; de entrar em contato com comportamentos muitas vezes inconscientes, mas que podem ter um peso grande no seu estado geral de bem-estar e na sua relação com a comida. Seu peso será consequência disso.

Neste livro reuni também dicas, reflexões e atividades práticas para ajudar você na sua jornada individual. De sugestões de organização para facilitar a vida na cozinha até meditações rápidas para se acalmar em momentos de ansiedade, quis oferecer informações e ideias simples que funcionem como aliadas para você se conscientizar e melhorar o comportamento alimentar. Tenho certeza de que você vai se surpreender e aproveitar muita coisa na sua caminhada.

Lembre-se: ninguém sabe melhor do que você o que está sentindo agora e de que seu corpo precisa. É importante continuar seguindo as indicações do seu profissional de saúde, caso esteja em tratamento, e entender que este é um livro não para você se tratar, mas para ajudá-lo a mudar seu estilo de vida e sua relação com a comida e o corpo.

Como qualquer transformação que valha a pena, esta que você está prestes a iniciar pode ocorrer aos poucos, sem pressa. Só assim ela vai durar para sempre. Isso vai lhe dar a oportunidade de perceber a si mesmo em cada etapa da sua jornada para ressignificar sua relação com a comida, o corpo e sua saúde.

Por fim, querido leitor, querida leitora, gostaria de dar um último conselho antes que você mergulhe para valer neste livro: esqueça tudo que você acredita que sabe sobre nutrição e adote uma mentalidade nova sobre o assunto a partir de agora.

Desejo uma boa leitura, boa prática, uma transformação satisfatória e, é claro, um *bon appétit*!

• PARTE 1 •

REPENSANDO A RELAÇÃO COM O CORPO E A ALIMENTAÇÃO

CAPÍTULO 1
"O PESO DAS DIETAS" E O COMER SAUDÁVEL

Na busca pela magreza e pelo corpo "perfeito", estamos deixando nossa saúde em segundo plano. De tanto fazer dieta, seguir regras de alimentação muito rígidas e viver perdendo e voltando a ganhar peso, estamos nos desconectando de nós mesmos. Não sabemos mais o que queremos comer, se estamos com fome ou já saciados nem se estamos comendo por fome ou gula. Essa desconexão está na origem de um mal-estar generalizado que vivemos hoje em relação à comida, além de ajudar a explicar as atuais epidemias de obesidade e transtornos alimentares no mundo. Refazer essa relação com o corpo e a comida é urgente para melhorar nossa saúde física, mental, emocional e social.

Como falei na Introdução, a proposta deste livro é funcionar como um guia em seu processo de mudança de hábitos e da sua relação com o corpo e com a alimentação. Vou embarcar junto como guia nesta jornada, mas quem vai navegar o seu barco é você, ganhando autonomia e se empoderando ao longo do caminho.

As informações contidas aqui não substituem o atendimento com um profissional de saúde, é claro. Mas vão ajudar a aumentar a consciência sobre as muitas questões envolvidas na sua relação com a alimentação e apoiar suas ações.

Não vou me aprofundar em temas como tabagismo e consumo de álcool, embora sejam importantes e tenham relação com as questões de saúde e ganho, perda e manutenção de peso. Vou me ater aos comportamentos relacionados ao comer e à saúde alimentar, que são a minha especialidade.

Nas minhas palestras, nas aulas e até no consultório frequentemente me perguntam, já que sou francesa: "Qual é o segredo dos franceses para serem magros mesmo comendo de tudo, inclusive gordura e açúcar?" Afinal, qual é a dieta dos franceses?

Em primeiro lugar, a palavra "dieta" como usamos hoje tem um significado muito pobre em relação ao vocábulo original, derivado do grego. A definição antiga de "dieta" remete simplesmente a estilo de vida. Mais recentemente é que o termo passou a ser confundido com regime e restrição.

O segredo dos franceses está justamente no estilo de vida, no comportamento em relação à comida, e não na contagem de calorias. Infelizmente, essa paz com a comida está se perdendo em meio à globalização do terrorismo nutricional e da ditadura das dietas restritivas.

Se eu pudesse resumir em uma palavra, a resposta para a pergunta que tanto me fazem sobre o segredo dos franceses para comer de tudo sem engordar seria: "prazer".

Este livro não é sobre a dieta dos franceses, muito menos sobre fazer dieta. Mas acho que me inspiro muito na minha vivência em família quando o assunto é comer com bom senso e sem restrições, sem brigar com a balança e em paz com a comida e o corpo.

Comer bem e de forma saudável vai muito além do foco exclusivo nas propriedades nutricionais dos alimentos, de calcular calorias, pontos, porções ou comer em intervalos pré-agendados. Regras desse tipo nem costumam estar entre as orientações que passo aos meus pacientes; na verdade, faço o que posso para desencorajá-los a acreditar nelas.

O que busco orientar, no consultório e aqui, é que você desligue sua calculadora interna, seu fiscal interior. Desligue também aplicativos de dieta e contagem de calorias e desconecte-se de quaisquer regras externas para, então, reconectar-se com você.

> *Comer é um ato fisiológico e psicológico. Ou seja, o comportamento é tão importante quanto o nutriente.*

Comigo você vai ver que não existe comer perfeito; existe comer bem, comer normal.

Comer bem é comer de tudo sem restrições, sem culpa, com prazer, escutando suas emoções e a fome. Comer bem é estar em paz com a comida, compartilhar as refeições com pessoas amadas, celebrando a comida e o ritual do comer.

Essa é a mensagem que tento passar aonde vou. É também o assunto do meu primeiro livro, *O peso das dietas*, no qual explico por que deveríamos normalizar nossa alimentação e parar de fazer dietas restritivas. Nele falo também por que as dietas levam a mudanças no comportamento alimentar, aumentando a fome e a obsessão por comer.

O QUE É SER SAUDÁVEL? O QUE É SAÚDE?

Hoje existe uma confusão sobre o que é ser saudável. Nossa sociedade confunde magreza com saúde e foca toda a avaliação da saúde no simples "ser magro" ou estar "dentro do peso". Mas será que ser magro é sinônimo de ser saudável? Sabemos que há pessoas magras sem saúde, assim como existem pessoas com excesso de peso e com saúde. Vamos parar de simplificar esse conceito?

Outra ideia reducionista que está sendo passada, que causa muito sofrimento e piora da saúde em nível mundial, é que emagrecer é fácil, uma questão de investir em você, de comer menos e malhar mais.

Será que nosso corpo é massa de modelar? Será que sua forma depende somente de disciplina e força de vontade? Será que é uma questão de "foco, força e fé"?

Não é. Primeiro, porque quem estuda biologia sabe que onde há força há resistência; esse é um princípio básico da vida. Assim, quanto mais você ataca seu corpo impondo restrições e querendo mudá-lo, mais ele vai se defender, com risco de desequilibrar a saúde e o peso.

Além disso, o corpo humano é muito mais complexo do que um simples cálculo de calorias. Precisamos parar de simplificar um sistema tão complexo e incrivelmente sábio. Deveríamos escutar mais nossa sabedoria interior e parar de terceirizar nosso corpo a dicas e regras externas, focando em resgatar uma vida de paz com a comida e o corpo, em equilíbrio com nossa saúde física e mental.

Gosto de me basear na definição de *saúde* da Organização Mundial da Saúde (OMS): *"Saúde é um estado de completo bem-estar físico, mental e social, e não somente ausência de afecções e enfermidades."*

Percebe que ela nem sequer fala em peso?

Na busca de uma vida saudável, há mais coisas a serem levadas em consideração além de estar magro e não ter doenças.

Por exemplo, uma pessoa com diabetes pode ter uma saúde em equilíbrio. Se ela segue o tratamento e leva uma vida normal, saindo com os amigos, convivendo em família, namorando e trabalhando, isso é ser saudável. Muito mais saudável do que outra pessoa que, vamos supor, não tem uma patologia, mas está o tempo todo obcecada por "comer saudável". Essa não tem doença, mas também não podemos dizer que tem uma vida saudável, porque vive estressada. Ela deixa de sair para jantar com os amigos porque não sabe se a comida do restaurante é adequada, "limpa" ou "pura". Vai a uma festa e leva a própria comida. A vida toda é decidida em torno de comer ou não comer. Isso é ser saudável? Não é!

Comportamentos como esses, aliás, são típicos da ortorexia, uma desordem alimentar em que a pessoa tem preocupação excessiva com a qualidade daquilo que vai comer e pauta toda a rotina pela comida, que tem que ser "saudável". Coloco entre aspas porque a pessoa com ortorexia cria as próprias regras e concepções do que é bom ou ruim, do que pode comer ou não, seguindo muitas vezes informações pseudocientíficas. A ortorexia é quando comer saudável deixa de ser saudável porque vira uma fixação, uma doença. A pessoa perde saúde social, mental e, ironicamente, corre o risco de sofrer carências nutricionais.

ORTOREXIA: QUANDO O COMER SAUDÁVEL VIRA OBSESSÃO PATOLÓGICA

- Pensar em comida o tempo inteiro e fazer desse o principal assunto quando está entre amigos ou no trabalho.
- Comer as mesmas coisas todos os dias.
- Deixar de viajar e frequentar lugares porque não sabe se vai ter comida adequada.
- Escolher o que vai comer em função do valor nutricional dos produtos.

Todos esses comportamentos são associados à ortorexia, um tipo de comer transtornado em que a pessoa não consegue ter uma relação tranquila com a comida.

A ortorexia não é classificada como um transtorno alimentar porque não segue critérios de diagnóstico estabelecidos pela Organização Mundial da Saúde e pela Associação Americana de Psiquiatria. Mas ela é cada dia mais comum no mundo inteiro, muito por causa do culto ao corpo perfeito propagado pelas redes sociais dos últimos anos para cá.

Ortorexia vem da combinação das palavras gregas *orthós* (correto) e *orexsis* (fome). Seria algo como comer corretamente ou perfeitamente – embora o tipo de alimentação e o comportamento seguido pela pessoa que desenvolve ortorexia não tenha nada de correto ou perfeito.

Os Estados Unidos, mais especificamente o estado da Califórnia, concentram o maior número de pessoas com ortorexia no mundo. O termo, aliás, foi criado pelo médico americano Steven Bratman em 1996, depois de perceber que ele mesmo estava vivendo uma espécie de paranoia por comer saudável depois de duas décadas vivendo e trabalhando em uma comunidade alternativa como cozinheiro e responsável pela horta orgânica. O médico notou que, por causa das regras e restrições que tinha colocado para si mesmo em relação à comida, estava se afastando de amigos e deixando de fazer coisas de que gostava.

Quero deixar claro que simplesmente se preocupar em comer bem, preferir alimentos orgânicos ou decidir ter uma alimentação vegetariana, por exemplo, não configuram ortorexia. A doença só existe quando gera sofrimento emocional e prejuízo para a saúde social, física ou mental.

Um comportamento típico da pessoa com ortorexia é se achar "superior" aos outros e querer doutriná-los a comer da mesma forma. Na cabeça dela, todos comem mal, "lixo", porcaria, enquanto só ela faz escolhas corretas. Geralmente, é a última a perceber que está com dificuldades. Família, amigos e companheiros veem e tentam ajudar, mas o paciente dificilmente reconhece que precisa de ajuda. Existe uma prevalência grande desse distúrbio entre os profissionais de saúde.

Comer não deveria preocupar você o tempo todo. Se sua vida gira em torno da comida e do seu corpo, procure ajuda.

Quero deixar claro, portanto, que saúde não é só uma questão física, de estar "com o peso em dia". Ela engloba também o bem-estar emocional, mental e social.

Não é todo mundo que compreende isso facilmente – e não é à toa. Estamos vivendo um tempo em que estar magro é vendido, até pelos profissionais de saúde, como sinônimo de saúde, e querer emagrecer é visto como medida de autocuidado, mesmo quando não há nenhuma necessidade ou recomendação para isso. Quase todo mundo está insatisfeito com o peso, e a maioria quer perder pelo menos 2 ou 3 quilos, dar uma "secada".

O TERRORISMO NUTRICIONAL E A OBSESSÃO POR EMAGRECER

Pense em quantas pessoas você encontra que, querendo dizer que agora estão cuidando melhor da saúde, afirmam: "Cortei o glúten", "Tirei a lactose", "Parei de comer carne", "Estou tomando suco verde todo dia de manhã". Várias, sou capaz de apostar.

Também tem aquelas que, de uma hora para outra, decidem que querem ter saúde e emagrecer seguindo um estilo de vida "saudável" e fazem o quê? Correm para se matricular na academia e abastecer a despensa e a geladeira com produtos light, integrais, sem glúten, sem lactose, com adição de fibras, orgânicos, na ilusão de que assim estão adotando hábitos melhores.

Mas ter saúde não é isso! Saúde não é somente ter peso baixo e ingerir nutrientes; essa é uma visão reducionista que está adoecendo a população.

Profissionais de saúde têm muita responsabilidade por essa noção simplificada do que é ser saudável. Nos consultórios, é muito comum que, para qualquer que seja a queixa do paciente – ou antes mesmo de deixá-lo falar por que está ali! –, primeiro o profissional mande-o subir na balança. Muitas vezes o peso não tem nada a ver com o problema. Mas o foco do tratamento vai fazer o paciente acreditar que tem, sim. Infelizmente, a maioria dos profissionais de saúde não está preparada para trabalhar com a ideia de um estilo de vida saudável que não seja baseado em peso, calorias e emagrecimento.

Quero dividir com vocês uma breve história da vida real que ilustra bem como isso é verdade. Aconteceu com uma querida funcionária minha (que vou chamar por outro nome para preservar sua identidade), mas casos parecidos certamente se repetem todos os dias nos consultórios.

Conheço Maria há mais de dez anos, é uma mulher admirável, trabalhadora e mãe de duas filhas pequenas. Ela estava há dias reclamando de dor nas costas e foi se consultar com um médico do posto de saúde. Voltou desanimada.

– Dona Sophie, o médico disse que preciso emagrecer 5 quilos e voltar lá em três meses.

– Mas por que 5 quilos em três meses? – perguntei. – Qual é o problema com suas costas? Quanto você está pesando?

– Não sei, ele não me pesou nem me examinou.

Como assim?! O médico não pesou a paciente e, só de olhar para ela, sem examiná-la, mandou emagrecer. Eu sei que Maria não precisava perder 5 quilos porque convivo com ela regularmente. O pior foi que, além de não contribuir com nada para aliviar a dor nas costas, o "diagnóstico" a deixou desmotivada e triste por achar que estava gorda. Ela ainda por cima ficou com medo de levar bronca no retorno da consulta caso não tivesse eliminado os tais quilos.

Ajudei-a dizendo: "Quando você retornar, fale que foi à nutricionista (eu) e que emagreceu 5 quilos, ok?"

Percebi o alívio dela pelo sorriso que abriu.

Maria e eu já havíamos tido uma discussão parecida com essa quando ela voltou a trabalhar depois de ter a segunda filha. Ela estava com muitos quilos a mais e queria emagrecer. Me disse que iria se matricular numa academia e malhar à noite. Fiquei chocada e minha primeira reação foi perguntar: "Para quê?" Expliquei que, pela natureza do trabalho dela, que cuida da faxina, ela já fazia atividade física até demais. E havia ainda o cansaço de gastar horas no transporte público todos os dias. O que ela precisava, eu falei, era descansar nas horas de folga do trabalho.

Sentamos para conversar e perguntei como era a alimentação dela. Ela estava fazendo dieta por conta própria, sem tomar café da manhã e muitas vezes sem almoçar direito! Não dava para continuar nesse ritmo cuidando de duas crianças, eu disse.

Pedi que ela confiasse em mim, afinal, esse é meu objeto de estudo, e propus o seguinte: esquecer a loucura de comer menos e malhar mais e... começar a comer mais, malhar menos e descansar! Aconselhei que ela voltasse a tomar café da manhã e almoçar todos os dias, respeitando as refeições principais, e que procurasse dormir melhor. Sugeri que, em vez de investir na academia, ela guardasse o dinheiro para passear no fim de semana com as filhas.

Ela me escutou e, em dois anos, perdeu 15 quilos, além de recuperar saúde e bem-estar. Vejo que ela está mais feliz e em paz, e isso a ajudou também a estar mais presente com as filhas.

Alguns meses depois da consulta com aquele médico que a mandou emagrecer sem nem examiná-la, Maria conseguiu uma consulta com um ortopedista. Adivinhe o que ele disse? Que ela tinha que emagrecer 10 quilos! E, de novo, sem pedir que ela subisse na balança!

Dessa vez adorei a reação dela, sentindo-se vitoriosa: "Ah, não dei ouvidos sobre o peso. Vou continuar comendo todo dia minha comida e caprichando no almoço, como a senhora recomendou."

Você percebe a estigmatização do peso? A crença de que basta estar magro para ter saúde é passada adiante por profissionais e pelo nosso sistema de saúde. A sociedade inteira transmite a mensagem de que tudo vai mudar quando a pessoa conseguir emagrecer – a dor nas costas vai passar, vou arrumar um namorado, terei coragem para ir à praia de biquíni, vou ser feliz. E o paciente, desesperado e confiante na autoridade que o profissional de saúde representa, mas também acreditando na mensagem espalhada pelas redes sociais e por outros meios de comunicação, amigos e colegas, vai escolher o caminho das dietas restritivas, invariavelmente à custa de muitos sacrifícios e escolhas arriscadas, que colocam a saúde em risco.

O peso não é indicador de saúde.

No caso das pessoas que usei como exemplo, você verá que saúde não é só quanto o indivíduo pesa, mas sim como se sente; não é questão de adotar um estilo de vida com controle da alimentação, comer menos e malhar mais.

Não é ruim querer ficar mais bonito ou estar mais magro, mas isso pode afetar seu jeito de comer, fazendo você perder a conexão consigo mesmo e com seu corpo.

POR QUE PASSAMOS A FOCAR NO PESO COMO INDICADOR DE SAÚDE?

Isso é relativamente recente. Aprendemos na faculdade a nos basear no IMC (índice de massa corporal) como medida para determinar se alguém está dentro do peso saudável ou precisa emagrecer.

Para calcular o IMC, é só dividir seu peso (em quilos) pela altura (em metros) ao quadrado: IMC = peso (kg) / altura (m)². Por exemplo, uma pessoa com 60 quilos e 1,64 metro de altura: 60 / (1,64 x 1,64) = IMC de 22,3 kg/m².

O IMC foi inventado no século XIX pelo astrônomo belga Adolphe Quételet com o objetivo de avaliar a corpulência do ser humano. Em 1997, a OMS declarou que o IMC era um índice para determinar sobrepeso e obesidade.

De acordo com esse padrão usado internacionalmente, um IMC acima de 25 kg/m² indica sobrepeso e, a partir de 30 kg/m², obesidade. Ou seja, teoricamente, para alguém com IMC 25,1 kg/m² a recomendação seria perder peso. Só que isso não pode ser levado tão ao pé da letra. Um atleta, por exemplo, pode facilmente ter IMC acima de 25 kg/m² por causa de massa muscular e não de gordura. E concordamos que, na maioria das vezes, ele não precisa perder peso, certo?

O fato é que o IMC virou, infelizmente, uma espécie de nota de corte para separar quem é saudável de quem não é; quem precisa perder peso de quem não precisa. Isso fez com que os profissionais de saúde virassem fiscais de peso e a balança ganhasse status de autoridade, de ditador. No entanto, condicionar o estado de saúde ao peso corporal é reduzir demais a questão. Por essa e outras razões, a OMS está revendo esses parâmetros (ainda bem!).

Em agosto de 2020 foi publicada no *Canadian Medical Association Journal* uma diretriz para manejo e tratamento da obesidade em adultos. O ponto mais importante dessa diretriz é que a obesidade deve ser definida pela saúde de uma pessoa, e não apenas pelo peso. Veja que incrível!

Melhorar o estilo de vida e acrescentar hábitos saudáveis ao dia a dia é mais importante do que fazer o ponteiro da balança baixar.

A melhor recomendação para alguém com sobrepeso não é necessariamente emagrecer. É mais indicado focar na saúde e evitar ganhar mais peso. Hoje está claro que manter o peso é mais saudável que viver no efeito sanfona, perdendo e ganhando peso o tempo todo.

Foi o que mostrou um estudo conduzido por pesquisadores americanos e publicado no *Journal of the American Board of Family Medicine* em 2012. O trabalho avaliou a relação entre quatro hábitos de saúde – comer cinco ou mais porções de frutas e legumes por dia; fazer exercícios regularmente; beber álcool com moderação; e não fumar – e o risco de vida em mais de 11.700 homens e mulheres separados de acordo com o IMC: peso normal, sobrepeso e obesidade.

O trabalho conseguiu mostrar que, se você está com obesidade e não pratica nenhum dos quatro hábitos de saúde, seu risco de vida é muito maior do que alguém dos outros grupos na mesma situação.

Mas uma das descobertas mais surpreendentes da pesquisa é que, se uma pessoa com obesidade inclui na rotina qualquer um dos fatores de saúde predeterminados (apenas um!), diminui bastante o risco de vida.

Tem mais: o trabalho mostra que quando o indivíduo coloca em prática pelo menos dois fatores, os grupos passam a ter, todos, o mesmo risco de vida. Em outras palavras, a composição corporal (se está dentro do peso, acima ou com obesidade) deixa de fazer diferença para o risco de morrer.

Trocando em miúdos, o que o estudo mostra é que o mais importante não é o tamanho da pessoa, mas os hábitos saudáveis que ela adota.

> *O melhor para ganhar saúde é adotar hábitos saudáveis.*

A CONFUSÃO SOBRE O QUE É ALIMENTAÇÃO SAUDÁVEL

Afinal, o que são hábitos saudáveis?

Já contei que sou pesquisadora no laboratório de neurociências do Ambulatório do Programa de Tratamento de Transtornos Alimentares do Instituto de Psiquiatria do Hospital das Clínicas da Faculdade de Medicina da USP. Recentemente, estava dando uma aula para pacientes com obesidade em tratamento para compulsão alimentar e o tema era: "O que é comer saudável?" Eu poderia falar do início ao fim com base na experiência e nas referências científicas que acumulei ao longo dos meus anos como pesquisadora, mas comecei perguntando: "Quem aqui sabe me dizer o que é comer saudável?"

Notei que muitos estavam com receio ou vergonha de responder. Não é fácil responder a uma nutricionista, não é? Alguns segundos de silêncio se passaram até que uma moça levantou a mão e falou: "Comer saudável é comer... sem açúcar, sem gordura, sem sal..."

Para ela, comer saudável era sem gosto, sem prazer. Não quis demonstrar meu desespero diante dessa definição, até porque já esperava algo nessa linha. Apenas emendei, dizendo: "Que interessante. Isso para mim é uma alimentação sem gosto, sem vida e sem prazer."

A plateia caiu na risada, também como eu já previa. Mas é a pura verdade!

Essa mentalidade mostra aonde o discurso reducionista da nutrição, que fala apenas em calorias e nutrientes, nos trouxe: à ideia de que uma alimentação saudável não pode conter açúcar, gordura, sal e, de uns tempos para cá, também não pode ter glúten, lactose nem sódio, precisa ser rica em fibras, em colágeno, ser orgânica, integral... São tantas regras rígidas, a maioria inventada e sem fundamento científico, mas propagada pelas redes sociais, pelas revistas, pela televisão, pela indústria e até pela boca dos profissionais de saúde, que fica fácil acreditar nelas e sair por aí defendendo dados baseados em pseudociência. No mundo atual, de excesso de informação e *fake news*, é natural ficar confuso.

Do jeito como as coisas são colocadas atualmente, parece que precisamos escolher entre prazer e saúde. Afinal, tudo que é prazeroso é associado a não ser saudável (já reparou?) e tudo que é saudável não é tão gostoso assim. No fim, comer saudável fica tão chato que muitos preferem nem tentar e acabam sentindo muita culpa ao comer.

Sem glúten, sem lactose, light, diet, low carb, sem adição de açúcar, integral, orgânico, vegano, fonte de fibras, zero caloria, com colágeno, natural... Isso não quer dizer saudável!

Não classifico os alimentos como bons e ruins. Assim como não acredito que existam alimentos que engordam ou não engordam; que causam doenças ou que ajudam a curá-las. Tudo isso faz parte do terrorismo nutricional que vivemos hoje e não contribui em nada para informar de verdade sobre o que é comer saudável.

Sou mãe de quatro filhos e me lembro que um deles, quando criança, não comia legumes de jeito nenhum. A maneira que encontrei para fazê-lo aceitar cenoura, pepino e couve-flor foi servi-los de vez em quando com um molho à base de maionese e ketchup. Ele comia feliz! Sempre que havia outras mães por perto nessa hora eu precisava explicar que, sim, eu deixava meus filhos comerem maionese e ketchup. Porque acho mais importante que eles comam vegetais com um pouco de maionese e ketchup do que nenhum vegetal!

Esse não é um raciocínio muito comum entre os nutricionistas, o que é uma pena. Na minha visão, separar os alimentos entre mocinhos e vilões ou permitidos e proibidos só serve para aprofundar o nível de desinformação em torno da nutrição e, com isso, deixar ainda mais tensa nossa relação com a comida. Comer não deve ser chato; tem que ser prazeroso.

Comer saudável não é só comer alimentos "bons" e nas devidas proporções; também é comer para sentir bem-estar físico, mental e social.

Nenhum alimento faz engordar ou emagrecer. O importante é a sua relação com ele. Você come em paz ou com culpa? É isso que vai fazer você comer de maneira diferente.

Comer com culpa faz comer mais

Talvez você ache um exagero o que vou dizer agora, mas, para alguém que está em paz com a comida, não existe muita diferença entre uma maçã e um pedaço de bolo de chocolate no que diz respeito a qual dos dois é mais saudável e até mais gostoso.

Em uma relação equilibrada, a pessoa não avalia a maçã pelo teor de fibras e antioxidantes e o bolo pela quantidade de açúcar e gordura que contêm antes de decidir qual dos dois vai querer. Ela vai escolher pelo que sua fome, sua vontade e seu corpo estão pedindo naquele momento. E pode ser que acabe optando pela fruta e a coma com muito prazer, acredite. Assim como pode decidir comer o bolo de chocolate sem se preocupar com calorias ou com quanto vai precisar malhar depois. Ela vai comer em paz e não como se fosse uma despedida, pois sabe que pode comer não só hoje, mas amanhã de novo, se quiser.

Quando idealizamos uma alimentação saudável partindo da distinção entre alimentos permitidos e proibidos, bons e ruins, é comum abrir mão do prazer em nome de não sentir culpa. Isso é uma privação do prazer de comer e pode aumentar sua frustração ao comer.

A culpa vem do conhecimento de que você está fazendo alguma coisa que não deveria. Ela é uma mistura de medo, tristeza e raiva.

O problema fundamental está nas regras rígidas da nutrição, muitas delas inventadas e sem fundamento. Por exemplo, tornar praticamente senso comum que uma maçã é mais saudável do que uma fatia de bolo de chocolate. Não é! Depende da situação.

Se você está em um aniversário e consome o bolo ou qualquer outro doce, está tendo uma atitude saudável. Comer um pedaço de bolo, saboreando de modo consciente, é uma delícia! Já imaginou ir a um aniversário e pedir uma maçã ao anfitrião na hora do parabéns?

Lembrando que, quando falo de fome, não me refiro apenas à fome fisiológica, que sinaliza que o organismo precisa de alimento como combustível. Também existem outras fomes: a fome emocional, a fome social e aquela fome que é apenas a vontade de comer alguma coisa específica. Não se preocupe, vamos explicar tudo e voltar a falar dos tipos de fome mais adiante, assim como da importância de resgatar a nossa consciência nas sensações de fome e saciedade no processo de fazer as pazes com a comida.

Você sabia que foi comprovado que quando comemos com culpa acabamos comendo mais? Uma das hipóteses é que, quando comemos um alimento que estávamos tentando evitar, a tendência é engolir sem sentir o gosto e encarar o "deslize" como se fosse uma ocasião de despedida antes de voltar a comer certinho no dia seguinte. Aí acabamos exagerando mesmo. Pensar e agir assim só contribui para nos desconectarmos ainda mais do corpo e dos sinais de fome e saciedade.

Entende que não é o alimento que engorda, mas a relação que você tem com ele? Se essa relação é de culpa, você corre o risco de comer mais e, consequentemente, engordar mesmo.

Por outro lado, existem pesquisas que revelam que quando comemos com consciência, curiosidade e gentileza, saboreando os alimentos sem julgá-los e sem nos julgar, empolgados por experimentar coisas novas e atentos a como nos sentimos no momento, ficamos mais satisfeitos e até chegamos a comer menos ao longo do dia. É isso que chamamos de comer com atenção plena: estar presente no momento e comer com atenção, sem julgamento, saboreando o alimento e respeitando as fomes. Isso é comer saudável!

> *O prazer de comer é a chave para a saúde e o bem-estar. E comer com prazer é essencial em uma relação saudável com a comida.*

Culpa é gatilho de transtornos alimentares

O problema é que hoje o prazer de comer virou o grande vilão da história; parece que é ele que nos faz engordar.

Muitas pessoas sentem culpa e ansiedade por terem prazer comendo, acham que não merecem ou não podem ter essa satisfação e acreditam que precisam eliminar do cardápio tudo que é gostoso. Essa pode ser a porta de entrada para o desenvolvimento de um comer transtornado, uma relação conflituosa com a comida e até transtornos alimentares, que são doenças psiquiátricas.

Nossa sociedade inteira está caindo na armadilha de crucificar tudo que é gostoso em nome de uma alimentação "saudável".

É interessante pensar que o que o nosso cérebro mais ama é o que está sendo mais demonizado. O açúcar, o sal e a gordura, para citar só três ingredientes injustiçados, se tornaram praticamente proibidos e vistos como potencialmente perigosos no dia a dia, quando, na verdade, ninguém precisa evitá-los a qualquer custo.

É claro que é importante diminuir a ingestão desses produtos, que no Brasil são consumidos em excesso. Mas não há por que bani-los; basta ter moderação. Quando a pessoa tem permissão para comer, acaba construindo uma relação de paz com o alimento e até comendo menos.

Veja o açúcar, por exemplo: você sabia que ele é o alimento que mais proporciona prazer ao cérebro? Quando você coloca algo doce na boca, o açúcar ativa receptores na língua que imediatamente estimulam o circuito cerebral conhecido como sistema de recompensa, responsável pelas sensações de bem-estar e felicidade. E quer saber do que nosso cérebro e nosso intestino gostam mais ainda? Quando você adiciona gordura! Ou seja, um doce com açúcar e gordura é praticamente irresistível.

Os doces ainda estão associados a comemoração, festa de criança, bolo de aniversário. Qual é a graça de estar em uma ocasião assim, mas nem chegar perto da mesa de docinhos porque não quer "cair em tentação"? Ninguém precisa passar vontade porque ouviu dizer que o açúcar é vilão. Isso só vai trazer frustração e risco de descontar mais tarde em outros alimentos. É de comportamentos assim que surgem o comer transtornado e os transtornos alimentares.

Não podemos esquecer que o prazer é parte fundamental do ato de comer. O guia alimentar francês, que é um documento elaborado pelo governo com conselhos de nutrição, trazia em sua primeira linha a premissa de que todo mundo tem direito de comer com prazer.

Quando você elimina do cardápio alimentos de que gosta, achando que não deve consumi-los porque engordam ou não fazem bem para a saúde, está abrindo mão do prazer de comer, que é um dos mais essenciais à vida. Isso pode aumentar o risco de desenvolver depressão, ansiedade e outras doenças psiquiátricas. Também leva a risco de descontrole alimentar em algumas oportunidades. No tratamento em psiquiatria, é nítida a importância de se trabalhar uma relação tranquila com a comida.

Comer não deveria preocupar você o tempo todo. Se sua vida gira em torno da comida e do seu corpo, procure ajuda.

POR QUE NÃO FAZER DIETA

Nunca se falou tanto de nutrição, nunca se falou tanto de dieta e nunca houve tantos problemas com o peso e mal-estar com a comida! Eu disse essa frase na minha palestra no TEDxJardinsWomen em dezembro de 2013 e ela continua muito atual.

Enquanto as pessoas se preocupam em comer cada vez menos para ficarem magras, o mundo está vivendo uma epidemia de excesso de peso e, em paralelo, de transtornos alimentares.

Esse paradoxo foi o que mais descrevi no meu livro *O peso das dietas*.

Não precisa pensar muito para perceber que existe algo de errado nesse balanço entre o que estamos fazendo pela saúde e aonde isso está nos levando, não é?

Excesso de informação e regras faz com que nos desliguemos de nós mesmos. Quando decidimos segui-las, entregamos a direção do nosso barco e da nossa vida nas mãos de outra pessoa, que, mesmo possuindo um diploma de profissional de saúde, não conhece nossas sensações internas, nossa fome, nossas vontades e emoções. É isso que chamo de terceirização da fome.

Escutamos o tempo todo dicas de como ter um corpo perfeito que dão a entender que, como já disse, nosso corpo é uma massa de modelar e que, com força de vontade, disciplina e investimento, seria possível deixá-lo no tamanho e no formato que quisermos.

E se eu disser que é exatamente o contrário que acontece? Quanto mais você tenta controlar o seu corpo, mais corre o risco de perder o controle dele.

Quanto mais dietas restritivas você faz, maior o risco de ganhar peso a longo prazo. O efeito sanfona é um forte fator de ganho de peso e alteração da saúde.

Existe um mercado bilionário por trás dessa indústria da beleza/magreza: dietas, remédios, alimentos, suplementos, cirurgias. A mentalidade de dieta confunde saúde com magreza e magreza com beleza.

> *Seguir um estilo de vida saudável é louvável e está mais na moda do que nunca, mas o problema está no conceito do que é saudável e em como isso está sendo vendido.*

Nos últimos anos e em alguns círculos, felizmente passamos a ouvir falar mais em longevidade e estilo de vida do que em magreza. Será que é de tanto martelar a ideia de que fazer dieta não funciona porque está comprovado que 95% das pessoas voltam ao peso anterior ou superior em um período de até cinco anos? Provavelmente sim. Porém é preciso ter cuidado com esse olhar novo sobre a longevidade e o estilo de vida mais "puro" ou "perfeito". Em muitos casos, ele não é outra coisa senão uma nova face da mentalidade de dieta.

Acho ótimo que esse pensamento venha crescendo e estou fazendo o que posso para contribuir. Mas também acho que ainda há um longo caminho a percorrer para convencer as pessoas de que a mentalidade "foco, força e fé", de que ter um corpo perfeito está ao seu alcance desde que você se comprometa com isso, é um erro.

Já falei antes e até escrevi um livro sobre isto: é verdade que fazer dieta promove resultado de perda de peso a curto prazo. Você provavelmente tem as próprias experiências para contar. Mas está provado que praticamente todo mundo que emagrece restringindo a alimentação acaba recuperando os quilos perdidos e até ganhando mais peso. Mesmo entre aqueles que supostamente foram bem-sucedidos porque não recuperaram o peso perdido, muitos desenvolvem transtorno alimentar. E isso não é sucesso algum, mas sim uma doença mental.

O resultado dessa preocupação excessiva com peso, corpo e alimentação é ganho de mais peso, risco de comer transtornado, com ciclos de restrição e exageros, e até de desenvolver compulsão e transtornos alimentares, que vêm afetando principalmente os jovens.

Você entende por que eu saí do laboratório de pesquisa para falar com você? Gostaria que todo mundo entendesse de uma vez por todas: é normal fracassar na dieta.

Nem todo mundo que faz dieta desenvolve transtorno alimentar, mas quase todo transtorno alimentar começa com uma dieta.

Atendo tanto pacientes com obesidade quanto com transtornos alimentares. Não é verdade que toda pessoa com excesso de peso tem compulsão, da mesma maneira que não é verdade que todo paciente com transtorno alimentar é magro. Infelizmente, também nesses casos o peso é equivocadamente usado como primeiro fator de avaliação.

Diante da maioria dos profissionais de saúde, uma menina que não come e está com peso baixo, mas não abaixo do IMC "saudável", dificilmente seria avaliada como doente. Certamente haveria quem a elogiasse pela magreza sem se dar conta de que ela é resultado de um comportamento alimentar comprometido. Alguns profissionais nem sequer entram em detalhes para entender e poder avaliar os hábitos da paciente, muitos deles porque não foram treinados para isso, infelizmente.

Com frequência atendo no mesmo dia pacientes com perfis bem diferentes, como um menino com obesidade e logo depois uma jovem com anorexia e um adulto com compulsão. Apesar dos discursos distintos, cada um com suas particularidades, a conclusão a que chego é quase sempre a mesma: o que eles precisam é fazer as pazes com a comida e o corpo e aprender a comer em paz.

Fiquei muito feliz quando, em 2016, saiu uma diretriz da Academia Americana de Pediatria que reconhece que as medidas de prevenção da obesidade e dos transtornos alimentares devem ser as mesmas e deixa claro que o principal fator de risco é fazer dieta.

O segundo fator de risco para obesidade e transtornos alimentares seria apresentar alto nível de insatisfação corporal, o que, por sua vez, está diretamente relacionado com o hábito de querer fazer dieta.

O que fazer quando se vive em uma sociedade que incentiva a cultura da magreza e, portanto, da insatisfação corporal e da dieta? A nossa é praticamente uma fábrica de obesidade e transtornos alimentares!

Em 2018 estive em um congresso de nutrologia e ouvi de um médico que "fazer dieta não funciona a longo prazo; 95% das pessoas voltam a engordar ou engordam até mais". Fiquei tão feliz que tive vontade de aplaudir.

Mas aí ele continuou o raciocínio: "Por isso a cirurgia bariátrica [cirurgia de redução do estômago] é a solução!" Não! A cirurgia bariátrica não é solução para quem fracassa na dieta! Estão fazendo esse raciocínio simplificado como se o problema estivesse no estômago. O problema está no comportamento, ou seja, no seu cérebro e na sua relação com a alimentação e a aceitação corporal.

Entenderam por que estou falando tanto contra dieta restritiva, restrições alimentares e controle?

Não adianta reduzir o estômago se não mudar o comportamento.

SAÚDE É MUITO MAIS QUE O PESO NA BALANÇA

O tamanho do seu corpo não é indicador de saúde e você não é somente um corpo; você é muito mais do que isso. Para ganhar mais saúde, é necessário focar em fatores que vão além do peso e do corpo, como a saúde mental, o sono e a vida social.

É importante entender que você não está sozinho, que muita gente está nessa mesma situação e que, ao mesmo tempo, todos são diferentes.

Um modo de vida saudável se constrói em cima de outros pilares além de peso, alimentação e exercício, e ser saudável não é só uma questão de força de vontade. Às vezes, problemas de saúde surgem por motivos que estão totalmente fora do nosso controle.

No meu primeiro livro, *O peso das dietas,* expliquei o porquê de não fazer dieta e dei várias dicas e até receitas de como sair desse círculo vicioso e fazer as pazes com a comida e o corpo. Neste que você está lendo agora, vou acompanhá-lo em sua jornada individual e ajudá-lo a explorar a importância dos vários aspectos da vida envolvidos na saúde alimentar e a trabalhá-los, na prática, para mudar hábitos e viver melhor.

Fazer as pazes com a comida e o corpo, transformar a sua relação com eles e adotar hábitos mais saudáveis não são tarefas fáceis, eu sei. Mas conseguir dar alguns passos e progredir no sentido da melhora é possível e está ao alcance de qualquer pessoa que esteja disposta a tentar.

Nutricionistas e outros profissionais de saúde podem apontar caminhos e oferecer apoio durante o processo, mas tenha em mente que o melhor é quando você conduz sua mudança no seu ritmo, pois assim estará ganhando autonomia e confiança.

Viver com saúde é ter autonomia sobre suas escolhas.

Não deixe ninguém conduzir seu barco por você. Tudo bem buscar algum tipo de auxílio, mas quem está no leme e deve pilotar na tempestade é você, que é dono do seu barco, do seu corpo e da sua fome. Reconecte-se com você.

É importante ensinar isso também aos nossos filhos desde cedo. Como pais e adultos, temos a responsabilidade de determinar disciplina, rotina e horários para comer e dormir, assim como pela qualidade da comida servida à mesa. Porém, na hora de comer, eles devem aprender que são os donos da fome deles.

Fico muito feliz quando recebo mensagens de pessoas que me acompanham nas redes sociais e dizem que, depois que leram meu livro *O peso das dietas*, pararam de contar as calorias de tudo que colocam na boca e de se privar de coisas que amam comer mas achavam que eram proibidas em uma alimentação saudável. Algumas conseguem, apenas lendo o livro, não somente ganhar mais saúde e autonomia como também perder peso como consequência.

Recebo muitos depoimentos porque fazer as pazes com a comida e o corpo leva a uma vida mais feliz e plena, sem guerra contra si mesmo e com mais liberdade para pensar em outros assuntos além de o que comer ou não comer. Não se trata de uma luta, mas de um estilo de vida, e por isso é sustentável.

Muitos desses seguidores e leitores contam que estão comendo melhor, retomando o prazer de cozinhar com os amigos e a família e conseguindo se organizar no dia a dia para garantir refeições com mais comida fresca e menos processados.

Comer melhor faz você comer menos.

Quanto mais se faz dieta, mais fraca fica a conexão com as emoções e os sinais do corpo. Perde-se interocepção, que é a capacidade de reconhecer o que o corpo está tentando comunicar em cada momento, o que ele está pedindo. Comer? Parar de comer? Fazer xixi? Descansar?

Percebo em muitos relatos de pacientes que o medo de comer ou o medo da fome têm a ver com falta de confiança no corpo. Muito dessa insegurança vem do hábito de fazer dieta. Outro comportamento muito comum de quem faz muita dieta é confundir fome e emoção. Escuto muito: "Doutora Sophie, como muito quando estou triste" ou "Como para comemorar quando estou feliz". As pessoas também comem para aplacar o tédio, a ansiedade ou o cansaço.

Conseguir refazer essa conexão é um belo trabalho de resgate da saúde física e mental porque permite que você se liberte e se empodere de suas escolhas para ganhar mais saúde e bem-estar, desenvolvendo autoconfiança e liberdade.

Tenho muitos pacientes que falam: "Prefiro poder tudo e não querer nada, do que não poder nada e querer tudo!"

Sim, a permissão para comer é poderosa. E você pode comer de tudo, mas não tudo! Passamos a duvidar disso depois que começamos a fazer dieta, terceirizar nossas decisões de alimentação e obedecer a tantas regras sobre o que, quando e quanto comer.

É importante parar de terceirizar nossas necessidades – como a fome, por exemplo – para cessar a guerra contra o corpo e ganhar saúde. Lembre-se sempre que você é o dono da sua fome e que seu corpo conversa com você. Aprenda a respeitar sua fome física como se ela fosse uma joia; fazer dietas só faz assustar e aumentar a fome. Está com medo da sua fome? Busque ajuda!

Respeite a sua fome permitindo-se comer, comendo de maneira consciente, alimentando seu corpo com qualidade e carinho.

OS 7 SEGREDOS DA SOPHIE

Acho importante retomar meus sete segredos, introduzidos no livro *O peso das dietas*, porque são a base de tudo que digo sobre como estabelecer uma relação saudável com a comida e o corpo, além de terem sido o ponto de partida para a Roda dos 7 Pilares da Saúde Alimentar. Aqui estão eles, mais detalhados:

Segredo 1: Faça as pazes com o seu corpo

É normal ter dias em que você se olha no espelho e não gosta do que vê. Todo mundo passa por isso, e quem já viveu muitos ciclos de emagrecer e voltar a engordar pode ter mais dificuldade em olhar para o corpo com carinho e aceitação. O valor do seu corpo não está em quantos quilos ele pesa ou que forma tem; ele é muito mais do que isso. Seu corpo é sua casa, o veículo que leva você aonde quiser ir, sua companhia de todas as ocasiões. Já pensou passar a vida inteira brigando com ele? Conectar-se com seu corpo é a chave para escutar os sinais que ele envia – de cansaço, fome, saciedade, agitação – e recuperar a confiança de que ninguém sabe cuidar dele melhor do que você. Aceitar seu corpo é o primeiro passo para começar a gostar dele.

Segredo 2: Cuide do seu cérebro; ele controla tudo

O cérebro é o maestro do corpo, é ele que comanda tudo – as emoções, os hormônios, a fome, a saciedade, o ganho e a perda de peso. Quanto mais você força seu corpo a ir por um caminho que não é equilibrado para ele (privando-se de comer quando tem fome, por exemplo), mais estressa seu físico e seu cérebro. Seu cérebro tem memória, e depois de algum tempo de dieta, como que para se defender, ele não permite mais que você suporte restrições. É por isso que a grande maioria das pessoas acaba buscando outra dieta, muitas vezes mais radical, e engordando – o que, para piorar, afeta a autoestima e a autoconfiança. Cuide do seu cérebro procurando desenvolver habilidades para lidar com o estresse e as emoções. Sabe o que seu cérebro mais quer? Saúde, bem-estar e paz!

Segredo 3: Pense sustentável; não tenha pressa

A indústria do emagrecimento quer vender a ideia de que é possível perder peso rápido apostando em alimentos, dietas e suplementos milagrosos. Não acredite, pois não existe nenhuma dieta ou alimento milagroso. Mudanças drásticas não costumam levar a resultados sustentáveis. Emagrecer de forma saudável e duradoura depende de entender como seu corpo funciona, estipular metas realistas para perda de peso e mudança de hábitos e, muito importante, dar tempo para o corpo se adaptar às novidades. Nesse processo, pode ser que você enfrente frustrações e sinta-se desanimado; é importante estar preparado para isso. Mas não deixe o medo de falhar e a vontade de desistir tomarem conta. Não foi da noite para o dia que você perdeu o controle do seu peso e da sua relação com a comida, foi? Então é natural que retomar as rédeas da vida demore algum tempo também. Tenha paciência.

Segredo 4: Respeite sua fome e viva no presente
O hábito de fazer dieta, a pressão para comer saudável e o costume de seguir regras rígidas de alimentação (como comer a cada três horas ou nunca pular o café da manhã) bagunçam a comunicação entre o cérebro e o corpo e atrapalham nossa percepção de fome e saciedade. Não sabemos mais se estamos comendo (ou deixando de comer) porque ouvimos ou lemos por aí que essa é a coisa certa a fazer ou porque o corpo está pedindo. Passamos a comer de forma automatizada. A chave do peso saudável é prestar atenção no que você está sentindo na hora de comer – que pode ser fome mesmo, só vontade de determinado alimento ou até um impulso para aplacar alguma emoção. É interessante ver que quanto mais dietas você faz, mais o seu cérebro fica obcecado por comer (geralmente o que foi proibido) e mais risco tem de desenvolver uma fome emocional, que é confundir fome com emoções: se está triste, vai comer; se está ansioso, vai comer; se está entediado, vai comer... A pessoa acaba comendo por outros motivos que não fome ou vontade, e isso sim pode levar a ganho de peso. Ter mais consciência de suas sensações e se permitir comer é importante para fazer as pazes consigo mesmo e redescobrir o prazer de comer sem culpa.

Segredo 5: Coma melhor, não menos!
Faça as pazes com os alimentos
Pare de contar calorias, de se culpar por repetir o prato, de se preocupar demais com as propriedades nutricionais dos alimentos ou se eles engordam ou fazem mal à saúde. Tudo isso só serve para impedir que você estabeleça uma relação tranquila e equilibrada com a comida e, consequentemente, atrapalha a saúde e a perda de peso. Nunca digo a ninguém para deixar de

comer alguma coisa; costumo sugerir que os pacientes comam de tudo, mas incluam mais alimentos de origem natural, mais comida fresca e caseira, mais variedade e qualidade. Com liberdade e autonomia em vez de proibição e julgamento, geralmente as pessoas acabam conseguindo, sozinhas, fazer escolhas melhores, se livrando do peso da culpa ao comer.

Segredo 6: Alimente-se de outras energias

É importante parar de se concentrar somente no que comer (ou não comer) e de pensar no exercício como método para queimar as calorias ingeridas. Movimentar o corpo é a chave para ter mais disposição no dia a dia, reforçar a conexão consigo e melhorar a saúde geral. Tente também descobrir e incorporar à rotina fontes de prazer que proporcionem bem-estar e ajudem a desviar o foco da comida, dos doces como recompensa. Hobbies e atividades físicas que tragam satisfação, e não pressão, cursos e aulas que enriqueçam seu repertório de interesses, encontros com amigos, pequenas viagens e até uma sessão de massagem de vez em quando podem ter um efeito poderoso no seu bem-estar e na sua autoestima. Dormir bem também é essencial para aumentar a disposição no dia a dia, além de equilibrar o apetite, a saúde e o comportamento alimentar. Seguir rotinas – com horários para comer, brincar, trabalhar, ir para a cama – é um bom começo para adotar hábitos mais saudáveis.

Segredo 7: Cozinhe e celebre a comida

Preparar mais comida caseira é a melhor coisa que você pode fazer para ganhar qualidade na sua alimentação. Faça as pazes com a cozinha! Envolver-se em cada etapa desse ritual, da compra dos ingredientes até a hora de se sentar à mesa, é uma oportunidade de reinventar sua relação com a comida. Cozinhando, ou podendo contar com alguém que cozinhe, você acaba comendo mais alimentos frescos e menos industrializados, ganha autoconfiança e autoconhecimento e relaxa. Cozinhar também é uma atividade ótima para compartilhar com as crianças, os amigos ou o companheiro, fortalecendo os vínculos familiares e sociais. E fazer as refeições juntos ajuda a comer mais devagar, saboreando o alimento e prestando atenção nas sensações de fome e saciedade. Sabia que cozinhar traz benefícios parecidos com meditar? Para entrar em uma dinâmica regular de cozinhar, é importante se planejar mais no dia a dia. Vale a pena se organizar.

CAPÍTULO 2
COMPORTAMENTO ALIMENTAR E O PROCESSO DE MUDANÇA DE HÁBITOS

Entre os especialistas, todos estão de acordo que adotar um estilo de vida saudável é a melhor recomendação para prevenir e tratar doenças crônicas, que são a principal preocupação de saúde atualmente no mundo todo. Para muitas pessoas, isso depende de mudar comportamentos ou adquirir novos hábitos.

Mudar hábitos parece ser algo relativamente simples no papel. Comer saudável, se exercitar mais, dormir melhor, parar de fumar e consumir menos bebidas alcoólicas. Tudo isso parece estar ao alcance de qualquer pessoa que se esforce, e o tempo todo escutamos histórias de superação de quem conseguiu modificar esses comportamentos. Mas isso não quer dizer que seja fácil colocar em prática um estilo de vida novo que, além de saudável, seja sustentável.

Não estou falando isso logo de início para desanimar ninguém, pelo contrário! Quero deixar claro que adotar novos comportamentos é possível. Porém não é algo que se resolve da noite para o dia, como se fosse apenas uma questão de disciplina e força de vontade. Mudar é um processo que demanda tempo, motivação e paciência. Ao longo dele, cada passo deve ser celebrado como uma vitória.

Meu objetivo com este livro é fazer você confiar que é possível mudar em qualquer idade, com qualquer peso e qualquer que seja seu estado de saúde. E que vale a pena começar hoje a sua transformação.

> *Em um processo de mudança de hábitos, o importante é buscar progresso, e não perfeição.*

Assim como passamos anos, às vezes uma vida inteira, repetindo alguns dos hábitos que temos hoje, desconstruí-los leva tempo. Eles ficam gravados em nosso piloto automático, e isso vale tanto para os hábitos bons quanto para aqueles que você gostaria de mudar.

E sabe por quê? Porque hábitos são ações que, de tanto repeti-las, acabamos realizando de modo inconsciente, quase sem perceber. Muitos hábitos da nossa saúde alimentar são assim, automáticos, inconscientes; mesmo querendo mudar, voltamos a fazer a mesma coisa. Isso é normal.

O exemplo mais gritante é o comer emocional, que é aquele comer por motivos outros que não fome ou vontade. Comer porque está triste, cansado, ansioso ou entediado. É como naquela situação em que a pessoa acorda de manhã e pensa "Hoje não vou comer este pacote de biscoito", mas chega o fim da tarde e o cansaço ou a ansiedade é tanta que ela acaba comendo, mesmo tendo combinado consigo de não fazer mais isso. Aí se sente frustrada, culpada, com a autoestima baixa. E pensa: "Não sou capaz de fazer uma coisa tão fácil quanto simplesmente não comer, mesmo sabendo que é isso que me faz ganhar peso!" Que sofrimento, não?

A boa notícia é que o cérebro é altamente adaptável. Ele é capaz de mudar de acordo com o uso, ou seja, com os estímulos e as necessidades. É o que chamamos de plasticidade cerebral, ou neuroplasticidade. Essa enorme capacidade de mudar e ganhar novas habilidades que nosso cérebro tem é aliada de quem deseja adotar novos hábitos, mais saudáveis. O melhor: ela independe da idade. Isso quer dizer que aquela desculpa conhecida de "estar muito velho para mudar" não serve mais. Nunca é tarde para adotar novos comportamentos, veja que ótima notícia! Mas é preciso treinar bastante esse novo hábito até ele virar seu piloto automático, e isso pode se revelar frustrante para quem está sempre buscando soluções rápidas e milagrosas.

É verdade que abandonar costumes antigos pode causar sofrimento e conflito. É preciso entender que se trata de um processo e que vale a pena estar preparado para obstáculos comuns que podem surgir pelo caminho, como insegurança, resistência a mudança e recaídas. Vou falar disso mais adiante neste capítulo. Para não desistir ao primeiro tropeço, é importante saber desde já que é normal ter dificuldades e até pensar que não vai conseguir, pois isso faz parte do processo.

Em compensação, à medida que percebe as transformações positivas geradas pelos novos hábitos na sua vida e na sua saúde, você ganha autoconfiança, autoestima e disposição para seguir em frente.

Este é o objetivo deste livro: ajudar você no seu caminho em busca de mais bem-estar e saúde com ciência e consciência.

> *A capacidade de ganhar novas habilidades e adotar novos comportamentos independe da idade. Nunca é tarde para mudar!*

NEUROCIÊNCIA POR TRÁS DOS HÁBITOS

Hábitos são comportamentos construídos ao longo da vida. São ações que, de tanto serem reproduzidas, o cérebro passa a realizar no piloto automático, isto é, sem qualquer esforço. Isso é uma vantagem, porque permite ao cérebro focar em mais de uma ação ao mesmo tempo, por exemplo.

Seu cérebro forma conexões neurais com base nas coisas que você faz repetidamente, sejam boas ou ruins, conscientemente ou não. Algumas dessas conexões foram mapeadas bem cedo, ainda na infância. Pense em uma criança aprendendo a andar. Não nascemos com essa habilidade; adquirimos a capacidade de tanto cair, levantar, cair, nos machucar, chorar, voltar a levantar, cair... Tudo isso muitas vezes.

Durante esse processo de construção de conexões, nem sempre a consciência está presente. A criança aprendendo a andar não age de modo racional, mas seguindo o instinto de querer ficar em pé.

Na verdade, poucas das nossas ações cotidianas envolvem a consciência. Na maioria das vezes, quem comanda tudo é a parte primitiva ou "animal" do cérebro – que chamamos de piloto automático. É ela que cuida das nossas necessidades básicas e que está no controle da maioria dos nossos atos e comportamentos.

O estudo do cérebro – a neurociência – é uma ciência complexa e ainda temos muito que aprender até entender como esse órgão funciona. Para simplificar, podemos considerar que todos nós temos dois cérebros: um racional e um primitivo.

O cérebro racional, onde se localiza o córtex, é o cérebro inteligente, educado, capaz de aprender. É ele que você está usando agora para ler este livro. Ele permite que você entenda o texto usando o que aprendeu na escola: ler e escrever a língua portuguesa.

Agora, quer ver como também está usando seu cérebro primitivo neste momento? Você está respirando, certo? Talvez não estivesse atento a isso porque respirar é uma ação involuntária, automática. Ela está gravada no piloto automático do seu cérebro primitivo como necessidade básica. Ufa!

Seu cérebro primitivo é seu anjo da guarda, que cuida de você 24 horas por dia. Além de fazer você respirar, ele o coloca para dormir e avisa a hora de ir ao banheiro também, pois essas são algumas das responsabilidades dele.

É interessante ver que os dois cérebros são independentes e se comunicam. Veja um exemplo: você está lendo agora este parágrafo e sente vontade de ir ao banheiro. Você pode decidir racionalmente se continua lendo e dizer para sua parte primitiva: "Agora não, está tão interessante, irei depois que terminar este parágrafo." E pronto! Sua parte primitiva ou "animal" pode esperar.

Para as crianças pequenas, é preciso treino até que aprendam a usar o banheiro. Aos poucos elas entendem que têm que segurar a vontade até acharem um local adequado.

Aí vem uma verdade chocante, que há anos estou defendendo: comer é uma necessidade básica comandada em grande parte pela parte "animal" do cérebro, e não uma decisão racional, como a cultura do nutricionismo e a moda do "foco, força e fé" vendem. Ou seja, comer é uma ação natural e instintiva que nem sempre pode ser controlada. Quanto mais alguém quer controlar seu cérebro animal, maior o risco de perder o controle.

Isso funciona para todas as necessidades básicas. É preciso saber respeitá-las dentro das regras que cada sociedade coloca. Como a necessidade de ir ao banheiro, que envolve regras que aprendemos a respeitar e que ensinamos às crianças. Quer outro exemplo? Se você tenta controlar sua respiração, prendendo o ar por muito tempo, por exemplo, terá um momento de descontrole e involuntariamente voltará a respirar. Ainda bem!

Para comer é a mesma coisa:

> ==Quanto mais você tenta controlar a sua fome, mais risco tem de perder o controle dela.==

Nesta sociedade com mentalidade de dieta em que estamos, com essa nutrição que dita o tempo todo regras rígidas de controle e restrições sobre o que se pode comer ou não, seu cérebro tende a valorizar cada vez mais a comida "proibida" como recompensa. Concorda comigo que provavelmente não é brócolis que você vai querer como recompensa quando sente fome emocional, mas sim chocolate, biscoito, pão com manteiga, pizza...? Tudo que foi falado para você controlar e evitar. Já viu esse filme?

Quero que você entenda que o comer emocional é em parte consequência do excesso de controle que você se impôs ao longo de anos fazendo dieta. Não é você que decide amenizar a tristeza comendo, é seu cérebro animal, que aprendeu a valorizar a energia e o prazer que vêm do ato de comer como solução para suas dores. A sua válvula de escape é buscar recompensa em um alimento gostoso.

Só que, de tanto repetir esse comportamento, ele entra no piloto automático. Como já disse, o piloto automático entra em ação quando a rota neural de uma atividade já está tão bem pavimentada que um pequeno estímulo gera uma ação quase instantaneamente, automaticamente. Nesse sentido, o piloto automático é visto como um benefício e uma espécie de anjo da guarda, que nos permite realizar uma ação em segurança sem precisar mobilizar um grande esforço do cérebro.

Aí vem o problema: às vezes criamos hábitos sem exatamente escolher adotá-los, mas que podem colocar em risco nossa saúde. Então é preciso mudar.

Vamos mudar?

Quando você resolve adotar um novo comportamento, quem toma essa decisão é o cérebro racional, o córtex pré-frontal, educado, pensante. Mas não é uma questão de decidir mudar e pronto. Muitas vezes não é fácil, mesmo querendo muito, sabendo que seria sensato e com alguém falando que você tem que mudar. É preciso repetir várias vezes o novo comportamento até que ele se torne automático.

O incrível do nosso cérebro é que ele tem essa plasticidade enorme, a capacidade de se transformar até o final da vida.

Sabendo disso, você duvida que é perfeitamente possível adotar novos comportamentos em qualquer momento da vida?

Veja outro exemplo. Se você sabe dirigir, deve se lembrar como parecia difícil, quase impossível, dominar tantas funções ao mesmo tempo enquanto estava aprendendo: manter o volante na posição correta, pisar na embreagem, trocar de marcha, controlar a aceleração, frear na hora certa, ler a sinalização de trânsito, olhar os outros carros pelos espelhos retrovisores... No início, é tão tenso que não dá nem para lembrar de trocar a estação de rádio ou conversar com quem está no banco do passageiro, não é mesmo?

Com o tempo e a prática de dirigir, tudo fica tão incrivelmente automático que é comum nem lembrar que caminho fizemos para chegar em casa ou no trabalho; parece que o carro nos levou sozinho até lá. Mas foi seu cérebro que assimilou o conhecimento e transformou a ação de dirigir em uma competência quase inconsciente.

Pense agora sobre escovar os dentes. Se você normalmente começa a escovação pelo lado direito, mas hoje decide iniciar pelo esquerdo, é provável que tenha dificuldade e que leve tempo até conseguir fazer isso de forma automática. Duvida? Tente e depois me conte!

O problema é quando nosso piloto automático se instala em comportamentos que podem prejudicar a nossa saúde, como nossos hábitos alimentares. Com o tempo, deixamos de colocar a consciência em certas atividades rotineiras, ou seja, ligamos o piloto automático.

No consultório, é comum ouvir relatos do tipo "Doutora Sophie, sei que não deveria comer tantos doces, mas não consigo me controlar" ou "Eu não quero, mas como muito rápido" ou "Me esqueço de beber água". São afirmações de pacientes que vêm buscar ajuda porque passaram a agir de modo automatizado em relação à comida e se desconectaram dos sinais do corpo. A impressão que eles têm é de terem perdido o controle de si mesmos.

O problema, porém, é que eles acham que é do controle racional que precisam, aquele "foco, força e fé", sabe? Na realidade, eles precisam aprender a se escutar mais, ganhar consciência de si mesmos e trabalhar a flexibilidade. Isso é fazer as pazes com o corpo. E vale para outras das nossas necessidades básicas além de comer, como respirar, ir ao banheiro e dormir.

Consciência é a chave da mudança: "Conhece-te a ti mesmo"

Para sair do ciclo automático de estímulo-resposta, é preciso recrutar gentileza, atenção, observação consciente, curiosidade, intenção e atitude, assim como se munir de estratégias que funcionem para você.

Ganhar sabedoria no comando do seu corpo, sem terceirizar esse cuidado a outra pessoa, é ganhar autonomia. E, quando se trata de comportamento alimentar, ganhar autonomia é ganhar saúde.

Desenvolver uma consciência não julgadora, curiosa, aberta e compassiva sobre si mesmo e todas as coisas é provavelmente uma das tarefas mais árduas que há para nós, seres humanos. Por isso gosto tanto da abordagem *mindful* (ou de atenção plena), que consiste em estar aqui e agora, no momento presente, sem julgamento, com curiosidade e gentileza. Acho uma maneira extremamente simples, embora muito sábia, de ver as coisas.

Mudar envolve consciência somada a repetição e ação consistente. É uma questão de praticar com consciência o novo comportamento até que esteja consolidado como uma nova rota em seus circuitos cerebrais. Você vê que não estamos falando de disciplina e força de vontade, e sim de atenção, persistência, gentileza e sabedoria interior, sem julgamento.

Percebe por que falo tanto em praticar uma nutrição com ciência e consciência? E da importância de comer de maneira consciente?

É porque acredito que ter consciência muda tudo: é o que permite reconhecer se estou com fome, vontade de comer alguma coisa ou precisando descansar. A consciência permite reconhecer também as dificuldades devidas a seu estado de saúde e entender que ter dificuldade para perder e manter o peso não é culpa sua, mas sim uma consequência de desequilíbrios tanto metabólicos quanto nos circuitos do seu cérebro.

Como disse anteriormente, quando fazemos muitas dietas ou tentamos controlar nossa alimentação, o cérebro se sente ameaçado e pode aumentar a sua obsessão por comer, valorizando cada vez mais a comida "proibida" (é sempre a melhor, não é?) e aumentando o comer emocional. Esse comer é de longe o que mais trato no meu consultório e uma das principais causas de ganho de peso.

Tudo está no nosso cérebro: se sentimos fome, se já comemos o suficiente e estamos satisfeitos, assim como as emoções ligadas ao comer. É a consciência que me ajuda a saborear, me diz se ainda estou com fome ou posso terminar a refeição, se quero comer mais ou já estou satisfeito.

Nossa fome é regulada pelo cérebro, e não pelo estômago. Enganar sua fome é enganar você.

É nosso cérebro que controla o nosso comportamento alimentar. Você é dono da sua fome! Ninguém, mesmo que seja um profissional de saúde, pode decidir no seu lugar ou impor quantidades adequadas para você. Querendo ou não, se você tenta controlar ou enganar sua fome, se arrisca a perder o controle dela.

Quando você está comendo, o cérebro não percebe de maneira instantânea que você está nutrido; essa informação demora para chegar até ele. É estimado que a saciedade, que nos leva a parar de comer, demora cerca de 20 minutos para acontecer. Se você come muito rápido, não percebe o sinal da saciedade, continua sentindo fome e provavelmente vai até repetir e acabar se sentindo muito cheio depois, quando a saciedade finalmente bater no cérebro.

Entende por que todo mundo fala que é importante comer devagar?

Quem faz você comer rápido demais é o seu piloto automático. Não é você que controla! E sabia que fazer dietas restritivas pode fazer você comer muito rápido?

Comer devagar é um estado de paz, com a comida e com a fome. Comer de maneira consciente, prestando atenção no alimento e nas sensações, sem julgamento, saboreando, estando presente.

Quando você saboreia a comida, percebe que ela não tem o mesmo gosto da primeira à última garfada, mas só quem está atento e presente no momento de comer consegue notar isso.

Aprender a comer com mais consciência, sem julgamento e com curiosidade é fazer as pazes com a comida e o corpo. Isso liberta você das crenças que as dietas restritivas impõem. O discurso por trás da mentalidade de dieta, que ouvimos na mídia, no consultório e na sociedade, defende a ideia de que há comidas "boas" e "ruins", "engordativas" e "emagrecedoras", "proibidas" e "permitidas".

Não existe isso.

Sou nutricionista e posso garantir a você que o chocolate não faz engordar. Não há relação entre comer chocolate e engordar na hora, o corpo não funciona assim.

O nosso peso, que é regulado centralmente pelo cérebro, pode, sim, mudar após uma refeição porque, afinal, acabamos de comer e temos alimento no sistema digestivo. Mas a palavra "engordar" é infeliz porque faz pensar que é somente gordura que pode fazer o peso oscilar, quando não é. Água, alimentos durante a digestão e ganho muscular também explicam o aumento do peso que aparece na balança.

Como falei, nenhum alimento, por si só, é capaz de fazer engordar no sentido de ganhar gordura. É a sua relação com esse alimento que pode fazer você ganhar peso, pois é isso que o faz comer em excesso ou comer por outros motivos que não fome ou vontade – como comer para lidar com as emoções.

Quando você passa a se conectar com seu corpo e sua fome e começa a respeitá-los, tende a assumir as rédeas das suas escolhas alimentares. Você ganha consciência e passa a ter mais gentileza consigo mesmo. É um ato de autocuidado. Você acaba comendo melhor, comendo menos, e seu peso será consequência disso.

Seu corpo é incrível: confie nele!

É importante acreditar que você é capaz de retomar o diálogo com seu corpo para melhorar suas escolhas alimentares. Nós nascemos sabendo muito bem escutar nossos sinais internos, faz parte da nossa sabedoria inata. Já observou um bebê? Ele grita quando está com fome e para quando está satisfeito; aí ninguém consegue fazê-lo comer mais, não é verdade? Isso porque ele tem uma consciência alimentar intacta. Você nasceu assim também!

Alguém que é muito agitado e gostaria de ser mais consciente e conseguir desacelerar, isto é, fazer as coisas com mais calma e presença, pode muito bem conquistar isso. É uma questão de começar a prestar atenção em si mesmo, nos eventos do dia a dia que o deixam mais inquieto, em como o corpo e a mente se comportam na agitação, e assim por diante. E, a partir daí, buscar treinar novos comportamentos, novos jeitos de fazer as coisas. É um processo de transformação.

Isso é importante porque muita gente que está tentando mudar, seja perdendo peso ou largando um hábito negativo, fala: "Ah, mas eu sou assim, não consigo mudar." Consegue, sim!

Na questão do peso, é muito comum ouvir coisas como: "Meu pai e minha mãe são gordos, então nunca vou ser magro." Não é bem assim. Na verdade, vemos que a predisposição genética para ganhar peso pode ser forte, mas o que vai desencadear ou não o aumento de peso são muitos fatores, dos quais o mais importante é o estilo de vida. Se for saudável, em paz com a comida e o corpo, você tem tudo para conseguir.

UM POUCO DE NUTRIGENÔMICA

Ouço de muitas pessoas que já tentaram de tudo para perder peso: "Minha genética não me deixa emagrecer" ou "Minha genética é de ser obeso". Sou especialista em genética da obesidade, do peso e do comportamento alimentar e tenho bastante para explicar!

Embora nosso DNA seja fixo, determinado para a vida inteira, nossos genes podem mudar sua expressão ao longo do tempo de acordo com o estilo de vida e o ambiente em que estamos inseridos. Essa descoberta é a grande novidade dos últimos 20 anos.

Você é único e sua genética é única, a não ser que tenha um irmão gêmeo ou irmã gêmea. Mesmo assim, já reparou que é comum gêmeos idênticos ficarem diferentes ao longo da vida – um precisar usar óculos e outro não, um ter excesso de peso e outro não, por exemplo?

São inúmeros os fatores que podem influenciar a expressão dos genes e modificar nosso metabolismo. Esses fatores incluem a qualidade do sono, o estresse, alguns medicamentos e a atividade física, entre outros. A alimentação é provavelmente o fator que mais impacta a expressão dos nossos genes. O que comemos – e também a forma como comemos – pode modificar nosso metabolismo e nossa saúde.

Ok, isso parece óbvio, e Hipócrates, considerado o "pai da medicina", já sabia disso 2.500 anos atrás! Consta que ele teria dito: "Que seu alimento seja seu remédio e que seu remédio seja seu alimento."

Hoje a ciência que estuda como a alimentação interage com a expressão de nossa genética, ou seja, como os alimentos conversam com nossos genes, é a nutrigenômica.

Existem mais de 500 fatores genéticos associados à obesidade. Eu certamente tenho alguns, você também, todo mundo tem. É verdade que algumas pessoas têm predisposição maior do que outras para ganhar peso. Mas o interessante é que, mesmo com essa tendência, é possível não desenvolver obesidade ao seguir um estilo de vida favorável. É muito raro ter uma genética que leva à obesidade desde a infância, independentemente do estilo de vida da pessoa.

A grande maioria das pessoas que enfrentam problemas com o peso hoje não pode responsabilizar somente a genética, mas sim o meio ambiente e o estilo de vida. Por isso a OMS considera a condição de obesidade como evitável, mas, uma vez instalada, difícil de tratar.

A boa notícia é que você tem como mudar para melhor sua saúde desde já. Modificando seu estilo de vida, focando em melhorar a sua saúde, é possível aprimorar a expressão dos genes e chegar à sua melhor versão. Como consequência, você chegará ao seu peso natural, saudável e sustentável.

Tudo pode impactar a saúde e o peso, não somente o que você come e quanto você malha: a poluição do ar, os remédios que toma, a quantidade de estresse que experimenta no dia a dia, a qualidade do sono e tudo mais que abordo nos sete segredos da Sophie.

A nutrigenômica tem mostrado que o corpo não se baseia nas calorias de um alimento para determinar se ele é bom ou ruim, mas sim nas informações que ele carrega. E quanto maior a variedade de alimentos fornecidos ao corpo, mais informações ele terá para poder funcionar de maneira plena.

Pense bem: quem olha somente para calorias vai considerar que uma lata de refrigerante é igual a um prato cheio de salada, cenoura e tomates (150 kcal). Mas é óbvio que seu corpo não receberá a mesma informação vinda dessas duas opções, certo?

> *Para o seu corpo, os alimentos não são calorias: são informações.*

Os alimentos são informações e conversam com seus genes e com os micróbios do seu intestino. E sabe quais são os alimentos que têm mais informação? Alimentos frescos e caseiros, principalmente os vegetais. É com eles que seus genes e sua microbiota intestinal vão conversar melhor.

É por isso que hoje se fala tanto em alimentação *plant based* (baseada em plantas) como indicação de saúde. Ser *plant based* não é ser vegetariano ou vegano ou nunca consumir carne e laticínios, mas dar preferência a frutas, legumes e leguminosas (como os feijões), além de nozes, sementes, óleos vegetais e grãos integrais. A alimentação mediterrânea é baseada em plantas e parece ser um dos melhores padrões alimentares a seguir.

Os estudos geralmente usam um período de pelo menos três meses para ver os efeitos de uma dieta na expressão dos genes. Por isso é importante ter consistência e paciência no processo quando se trata de alimentação – lembra que eu já disse isso? Também é bom entender que o que conta é ter um padrão, um estilo de vida, e não pensar nos alimentos de forma isolada. Não adianta buscar alimentos ou métodos milagrosos. Não existe um alimento que, sozinho, seja capaz de mudar sua saúde, fazer emagrecer ou engordar, curar o câncer ou diminuir a celulite, ok?

AS FASES DO PROCESSO DE MUDANÇA COMPORTAMENTAL

Nenhuma mudança de comportamento acontece de um dia para outro. Mesmo querendo muito mudar, trata-se de um processo que pode levar semanas ou meses. Essa é justamente uma das maiores dificuldades de trabalhar com saúde atualmente. Afinal, todo mundo quer uma solução imediata, o que leva muita gente a optar por dietas super-restritivas, remédios para emagrecer ou diminuir o apetite ou cirurgia para reduzir o estômago. Só que esquecem que o corpo não é uma massa de modelar que você pode deixar do tamanho que deseja.

O corpo é vivo e tem suas defesas; ao se sentir atacado ou ameaçado, ele resiste e se defende. Um emagrecimento rápido não é percebido pelo seu corpo como uma coisa benéfica, mas sim como uma ameaça, que vai levá-lo a se defender – na maioria das vezes, com um ganho rebote de peso.

Sempre brinco que não sei por que os pacientes são chamados assim, já que são muito impacientes! Eles querem tudo para ontem ou, pelo menos, para já. Muitos esperam resultados que não podemos entregar no tempo em que gostariam. Isso faz com que muitas vezes caiam nas mãos de charlatões e acreditem na promessa de dietas milagrosas. Infelizmente, isso provavelmente vai piorar a saúde deles e fazê-los engordar mais ao longo do tempo.

Quando se trata de saúde, do nosso corpo, de estilo de vida e mudança de hábitos, é importante entender que tudo isso é um processo e que não dá para ter pressa.

O corpo não muda de um dia para outro. As únicas fases em que as mudanças ocorrem de maneira rápida são o primeiro ano de vida e a adolescência. Pense em um sobrinho adolescente que você não via há meses e de repente encontra. A transformação pode parecer chocante, mas não aconteceu da noite para o dia. Tudo é um processo lento, e o corpo tem seu próprio ritmo.

Algumas teorias defendem que são necessários pelo menos 21 dias para mudar um hábito, mas não há um número exato. Existem hábitos que podem ser mudados rapidamente e outros que demoram meses para se instalar; tudo depende da situação e da pessoa. Gosto de partir do princípio de que nenhuma pessoa é igual a outra e, portanto, o que funciona para uma pode não funcionar para outra.

Por isso é fundamental construir autoconhecimento e autonomia e se empoderar para saber administrar sua vida e seu corpo, saber o que funciona para você. Você é seu melhor especialista, lembra?

Em meados dos anos 1980, dois pesquisadores norte-americanos, James Prochaska e Carlo DiClemente, buscaram compreender o que faz as pessoas abandonarem uma conduta nociva, como fumar, beber ou usar drogas, e as etapas em comum por que geralmente passam, independentemente de estarem trabalhando sozinhas ou orientadas por um terapeuta ou outro profissional de saúde. A partir de suas observações, eles elaboraram um modelo de mudança comportamental.

Esse modelo é um instrumento de auxílio à compreensão da mudança comportamental relacionada à saúde. Ele me ajudou a entender que nem todas as pessoas estão no mesmo estágio para conseguir mudar. E que toda mudança depende de muitos fatores, sendo um deles a consciência em relação ao problema que se tem.

Algumas pessoas estão totalmente cegas para o fato de que há algo que precisam mudar, enquanto outras sabem que precisam mudar e não sabem como, ou querem mudar e estão motivadas, mas podem necessitar de auxílio ou incentivo.

Imagine alguém que fuma ou bebe em excesso e diz que não vê problema nisso porque pode parar quando quiser. Essa pessoa não está consciente da dificuldade que tem para sair da dependência do cigarro ou da bebida e, pior, acha que está no controle. É diferente, por exemplo, de alguém que tem a intenção de parar de fumar ou beber mas não sabe como dar o primeiro passo.

Nesse modelo de mudança comportamental são descritas pelo menos cinco etapas pelas quais a pessoa passa quando decide modificar um hábito. São elas:

Pré-contemplação

Nesta fase, o indivíduo vive uma espécie de negação do comportamento problemático que tem e não enxerga que precisa fazer alguma coisa para mudar. No consultório, é comum ouvir frases do tipo: "Vim à consulta porque minha esposa está preocupada com meu peso." Ou: "Minha família acha que bebo muito, mas sei que posso parar quando eu quiser." São falas típicas de quem está vivendo o estágio pré-contemplativo.

A melhor estratégia para ultrapassar esse patamar é procurar informação sem terrorismo. Se for o seu caso, informe-se sobre o assunto em fontes confiáveis, seja consultando um profissional da área relacionada, seja pesquisando em sites que sejam referência ou lendo publicações sérias. Conversar com pessoas ou participar de grupos que compartilham as mesmas questões e dificuldades pode ajudar a entender as possíveis consequências do seu comportamento e funcionar como um impulso para evoluir para o próximo estágio de mudança.

Contemplação

Se está lendo este livro, é provavelmente aqui que você está. A pessoa reconhece a necessidade e as vantagens de mudar, mas não sabe por onde começar e acha que as desvantagens podem ser maiores que os benefícios. Gosto de pensar que, nesta fase, a pessoa contempla o problema que tem, mas não toma uma atitude. O contemplador é aquele que fala "Sei que preciso parar de fumar, mas tenho medo de engordar se fizer isso" ou "Pode ser que eu beba um pouco demais, mas não acho que bebo mais do que meus amigos" ou "Estou comendo muitos doces, mas adoro comer e acho que esse é um dos maiores prazeres da vida".

Vê como, apesar de saber que tem um problema a ser tratado, o contemplador resiste? Caso se identifique com esta fase, sugiro que faça uma relação das vantagens que terá ao adotar novos hábitos e determine um prazo para começar a agir. Reflita sobre o que considera que sejam as desvantagens de sair do ponto onde está. Inspire-se em pessoas que já passaram pelo mesmo que você, pesquise, leia e busque conselhos e ajuda de profissionais de saúde. Este livro pretende ser um aliado para você sair desse lugar.

Preparação

Esta etapa é como uma janela de oportunidade dentro do processo de mudança: a pessoa já reconhece a importância de sair de onde está e sente um forte desejo de fazer isso. Muitas vezes, ela já tomou medidas no sentido da transformação, como você, que está lendo este livro. Para mudanças em relação à sua alimentação, não hesite em criar um diário de alimentação e desenhar um plano de ação, ainda que mentalmente. Tratarei disso com mais detalhes na segunda parte do livro.

Uma vez nesta fase, quanto antes você passar à ação, efetivando as modificações necessárias na rotina, maiores as chances de persistir no processo. Caso contrário, fica fácil retroceder para a etapa de contemplação.

Não espere surgir uma situação ideal ou mais propícia para começar sua jornada; apenas comece. Sabe aquele ditado "É melhor feito do que perfeito"? É isso! Hoje é o melhor dia para começar.

Ação

Esta fase é de conquista de um novo padrão de comportamento. Quando está nela, normalmente a pessoa já colocou em ação estratégias de mudança e está há algum tempo envolvida com os novos hábitos e atitudes, mas eles ainda não se tornaram automatizados. Ainda é necessário recorrer à consciência para fazer escolhas. É preciso treinar, treinar e treinar.

Manutenção

É quando o novo comportamento já está consolidado e não exige mais esforço para ser adotado ou praticado. O desafio consiste em manter a mudança conquistada, observando-se para que se tornem ações automatizadas, e prevenir recaídas.

É importante saber que os estágios de mudança não são lineares, não ocorrem em sequência e muito menos simultaneamente em todas as áreas da nossa vida. Nem sempre temos a mesma prontidão e motivação para mudar os diferentes aspectos da nossa rotina.

Imagine alguém que é sedentário, não dorme bem e não tem o hábito de cozinhar em casa, mas está decidido a ganhar saúde e bem-estar e adotar um estilo de vida melhor. Essa pessoa pode se encontrar no estágio de ação no que diz respeito à atividade física e, por isso, consegue prontamente encaixar meia hora de caminhada por dia na rotina e trocar o elevador pelas escadas no trabalho sem fazer sacrifício. Por outro lado, quando o assunto é cozinhar comida caseira, ela pode estar na etapa de contemplação, tentando se convencer de que vale a pena desapegar da conveniência do delivery, e na de pré-contemplação para diminuir o uso de celular à noite para melhorar o sono.

A dica é não se cobrar para conseguir fazer tudo ao mesmo tempo nem tentar atrelar uma mudança a outra. Minha sugestão é começar pelo que você consegue colocar em prática desde já. Não existe um momento ideal ou melhor do que este. Identifique qual mudança você considera mais fácil de conquistar partindo de onde está agora. A Parte 2 deste livro vai ajudá-lo nisso.

Comece com a mudança que você acha a mais fácil, não precisa ser a mais urgente ou necessária. Lembre-se que sempre é possível fazer ajustes e melhorias ao longo do percurso; é um caminho, uma transformação.

Pequenas mudanças têm grande potencial motivador. E ser capaz de obter sucesso logo no início da sua jornada vai deixar você mais forte e empoderá-lo nessa busca linda por autonomia, saúde e bem-estar.

RECAÍDAS FAZEM PARTE DO PROCESSO

Acho importante falar de recaídas porque elas podem acontecer ao longo de qualquer processo de mudança de hábitos. São normais e estão previstas como parte do percurso que leva a instaurar novos comportamentos. Quando acontecem, não querem dizer que você fracassou ou que faltou força de vontade.

Ter uma recaída não tem nada a ver com fracasso. Pode significar que você voltou ao piloto automático antigo, mas não quer dizer que retrocedeu ao estágio anterior ao que se encontrava quando começou a mudar.

Quando acontecer, a melhor maneira de lidar com uma recaída é entender que é perfeitamente normal e retomar seu plano ou estratégia quando possível, partindo de onde parou e sem julgamento.

Somos nossos maiores críticos. Quando algo parecido com uma recaída acontece com um amigo ou filho, a tendência é sermos mais gentis e menos duros do que somos conosco, não é verdade?

> Cuidado para não se apegar a sentimentos de culpa, fracasso ou raiva de si mesmo diante de uma recaída; isso não ajuda em nada. Invista sua energia mental em aprender com sua falha e entender como pode fazer escolhas melhores da próxima vez, prevenindo assim outras recaídas. Simplesmente volte ao ponto onde estava antes de cometer o deslize e continue firme em sua decisão de mudar. Não espere a próxima segunda-feira, o Natal, o fim das férias ou qualquer outro marco.

O que mais esperar do seu processo de mudança

Com meus pacientes, frequentemente uso aquele mesmo exemplo da criança aprendendo a andar para ilustrar o que esperar do processo de mudança de hábitos, independentemente de qual for o seu objetivo. A criança nasce sem saber andar, certo? No processo, ela levanta e cai, levanta e cai até aprender a ficar em pé. São várias fases que não podem ser puladas. Depois de ganhar confiança e segurança, a criança começa a andar e depois a correr. Após algum tempo, andar se torna inconsciente, está no piloto automático. A criança está 100% presente no que faz. Quando ela cai, chora e pode até se machucar, mas logo volta a tentar. Ela está no aqui e agora e não na ruminação mental, com culpa ou medo da recaída, ou seja, nem no sofrimento pelo passado nem na angústia com o futuro. Isso é estar presente no aqui e agora.

Então pergunto ao paciente se saberia dizer qual é a diferença entre ele (quando é adulto) e a criança. Na maioria das vezes, eu mesma respondo, porque eles ficam sem saber o que dizer: a diferença é que a criança não julga. Ela não se culpa ou se flagela porque não teve força de vontade ou se distraiu e, por isso, caiu. Ela simplesmente levanta quantas vezes forem necessárias até ficar em pé.

Acho essa analogia importante porque muitas pessoas se julgam por "cair" e desistem no meio do caminho ou nem sequer tentam. Esse julgamento é natural do ser humano, mas é um recurso de autossabotagem.

É importante saber que você muito provavelmente vai encontrar resistências até conseguir mudar sua relação com a comida e o corpo. O julgamento, a insegurança e o medo de falhar também são tipos de resistência.

Resistir é normal, afinal, qualquer mudança, mesmo que desejada e batalhada, nos tira da zona de conforto.

A melhor forma de lidar com suas resistências é pensando a respeito delas, tentando entender o que o impede de seguir na direção que deseja e não hesitando em procurar ajuda. No processo de mudança é preciso aceitar nossa situação, sem julgamento e com gentileza em relação a nós mesmos. Ter autocompaixão é isso.

Estar aqui lendo este livro já é um primeiro passo. Vamos juntos ao longo dos capítulos e tenho certeza de que mudanças acontecerão. Quero ajudar você a ganhar confiança de que é possível mudar no sentido de construir um estilo de vida com mais saúde e bem-estar.

ENCONTRE SUA MOTIVAÇÃO PARA MUDAR

Se você tem dúvidas de que vai conseguir alcançar seu objetivo de fazer as pazes com a comida e com seu corpo, vale a pena trabalhar sua motivação para mudar.

Infelizmente, no mundo atual, o que a maioria das pessoas e mesmo dos profissionais de saúde usa como motivação é o medo, achando que isso vai fazer alguém sair do lugar: "Se você não emagrecer imediatamente vai morrer." Isso foi muito falado especialmente durante a pandemia de Covid-19 para pessoas com excesso de peso, desde a afirmação de que obesidade é um fator de aumento do risco para complicações da doença.

Mas ter pressa para emagrecer nunca é um bom conselho. Afinal, perder peso muito rápido pode até piorar a saúde e diminuir a imunidade do paciente. De novo, estamos confundindo peso com saúde.

Dentro do modelo de mudança comportamental que acabei de detalhar, existe um recurso que uso muito porque acho essencial: a entrevista motivacional. Nada mais é do que conversar com o paciente para entender o que ele valoriza e o que o motiva a entrar em um processo de mudança de hábitos, além de avaliar quanto ele está pronto para isso.

Às vezes descobrimos coisas surpreendentes nas respostas, do tipo "Vou ter um filho e quero estar bem para vê-lo crescer" ou "Amo viajar e quero ter pique para conhecer os lugares a pé". A maioria das pessoas responde de cara "Quero emagrecer" ou alguma outra coisa relacionada ao corpo. Então, quando abro a pergunta e quero saber por que o paciente quer emagrecer, vêm argumentos como "Vou me sentir mais bonita", "Acho que serei mais bem-sucedido estando magro" ou "Para poder vestir o que eu quiser" ou até "Por minha saúde".

Não é ruim querer perder peso por razões estéticas ou acreditando que isso vai trazer saúde. Mas, como contei no Capítulo 1, não se pode confundir saúde com peso. Prova disso é que, em muitos casos, a pessoa se sacrifica para eliminar quilos na balança e continua infeliz. Isso não é saúde.

Sempre que você muda, perde algumas coisas e ganha outras; isso faz parte do processo. Encontrar sua motivação passa por achar o equilíbrio entre o que você considera as vantagens e as desvantagens de sair do seu habitual, da sua zona de conforto.

Muitas vezes a vontade de mudar vem junto com o medo de ser difícil ou de perder o conforto ou a qualidade de vida. Pergunto também aos meus pacientes quais vantagens eles veem em não mudar. Não mudar tem, sim, suas vantagens. Refletir sobre quais são os seus motivos e medos pode ajudar a encontrar soluções para as mudanças que você julga necessárias.

Como a proposta deste livro é que você faça a gestão do seu próprio processo de transformação, minha sugestão é que você separe um momento para refletir sobre quais seriam as perdas e os ganhos no seu caso. Pense também em por que você deseja mudar e como acha que este livro, e o trabalho prático que ele propõe, pode auxiliá-lo nessa jornada.

Que tal colocar suas ideias no papel?

Mais adiante vou falar mais da carta de motivação, convidar você a escrever a sua e dar detalhes de como fazer isso.

Em um processo de mudança de hábitos é normal a pessoa passar por fases de mais empolgação e outras em que sente certo desânimo e tem a impressão de que nada está acontecendo. Reler sua carta de motivação nessas ocasiões mais difíceis funciona para relembrar por que você decidiu começar sua jornada de mudança e, com isso, não desistir.

CAPÍTULO 3
A RODA DOS 7 PILARES DA SAÚDE ALIMENTAR

Depois que elaborei os sete segredos da saúde alimentar que estão no meu livro *O peso das dietas*, fiquei feliz e realizada ao saber como eles ajudaram muitos leitores a fazer as pazes com a comida e ganhar saúde e bem-estar. De lá para cá, com minhas redes sociais e meus cursos on-line, consegui atingir ainda mais pessoas e ajudá-las à distância ou no consultório.

Ao longo desse tempo, percebi que enquanto algumas conseguiram realizar as transformações que desejavam apenas lendo meu primeiro livro, para outras pessoas isso não foi suficiente. Escrevi este segundo para poder oferecer a todas elas algumas ferramentas práticas para trabalharem com os sete segredos no dia a dia e, assim, modificar hábitos e comer melhor, deixando para trás o simples e nada saudável "fechar a boca e malhar".

Na Roda dos 7 Pilares da Saúde Alimentar, meus sete segredos se tornaram os sete pilares principais, que, por sua vez, se desdobraram em um total de 15 subpilares que vão orientar sua avaliação de como está sua saúde alimentar. A Roda é hoje reconhecida como uma ferramenta incrivelmente poderosa no ganho de autonomia porque, ao trabalhar com ela, você tem a oportunidade de estar sozinho consigo mesmo e refletir sobre seus sentimentos e sensações associados ao ato de comer, sem terceirizar nada a ninguém.

O interessante é que, no início, eu usava a Roda apenas de vez em quando nos meus atendimentos, mas percebi que alguns dos meus alunos passaram a aplicá-la bastante com seus pacientes; alguns assim que terminavam o curso.

Em 2017, em um encontro anual com ex-alunos meus, o nutricionista Leonardo Canellas deu um depoimento que me tocou muito. Ele não só contou que utilizava a Roda dos 7 Pilares nos atendimentos dele como soube explicar muito bem como fazer isso. No curso seguinte, eu o convidei como professor e até hoje é ele quem apresenta a Roda aos profissionais de saúde.

Em 2018, fiquei muito emocionada ao saber que outra aluna, a nutricionista Maria Rita Lima, da cidade de Ilha Solteira, no interior de São Paulo, está fazendo um trabalho lindo usando a Roda com muito sucesso, transformando grupos de pacientes do SUS.

A Roda dos 7 Pilares da Saúde Alimentar também ajuda a exercitar:

- **Empoderamento:** só você sabe e decide o que é melhor para si.
- **Intenção:** você é responsável por tomar as decisões de como agir.
- **Atenção:** você foca no que sente e pensa aqui e agora.
- **Gentileza:** você acolhe seus deslizes e dúvidas e escolhe o que lhe faz bem.
- **Não julgamento:** você observa como se sente e age, sem cobrança nem culpa.
- **Sabedoria:** você conhece seu corpo e suas emoções.

7 PILARES DA SAÚDE ALIMENTAR
Comer melhor, não menos

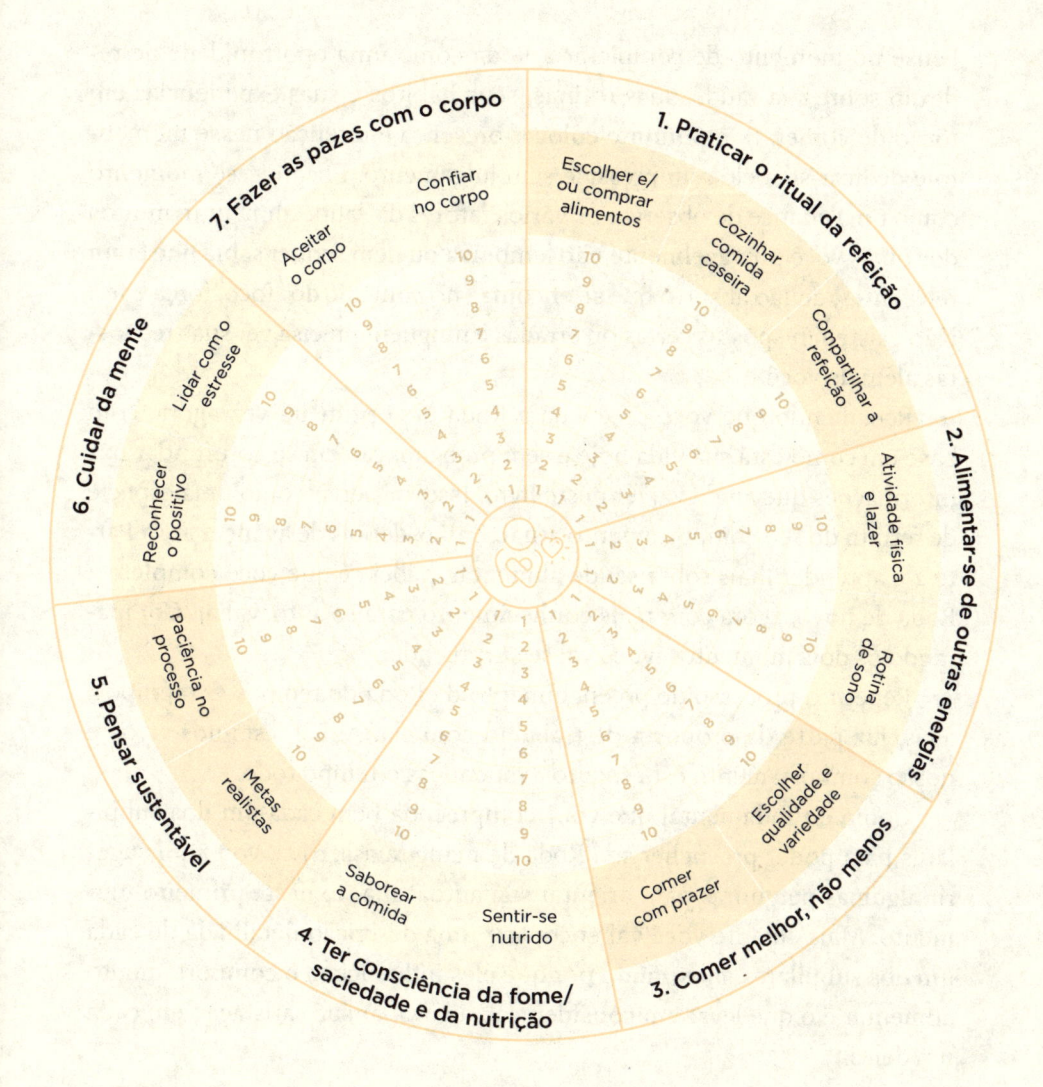

1. Praticar o ritual da refeição
- Escolher e/ou comprar alimentos
- Cozinhar comida caseira
- Compartilhar a refeição

2. Alimentar-se de outras energias
- Atividade física e lazer
- Rotina de sono

3. Comer melhor, não menos
- Escolher qualidade e variedade
- Comer com prazer

4. Ter consciência da fome/saciedade e da nutrição
- Sentir-se nutrido
- Saborear a comida

5. Pensar sustentável
- Metas realistas
- Paciência no processo

6. Cuidar da mente
- Reconhecer o positivo
- Lidar com o estresse

7. Fazer as pazes com o corpo
- Aceitar o corpo
- Confiar no corpo

Avalie de **0** a **10** a sua satisfação em cada área.
Quais são as áreas que demandam prioridade/atenção?

PREENCHENDO A RODA DOS 7 PILARES DA SAÚDE ALIMENTAR

Pense no momento de completar a Roda como uma oportunidade de reflexão sobre sua saúde, suas rotinas, seus hábitos e suas experiências em torno do comer. É importante colocar presença e intenção nesse momento e dedicar-se a ele sem pressa e sem julgamento. Encare esse momento como uma chance de observar os vários fatores da saúde alimentar, muitos dos quais você provavelmente não lembrava ou nem sequer sabia que eram relevantes, de tão absorto que se encontra no controle do "foco, força e fé". Não existem respostas certas ou erradas e ninguém precisa ver suas respostas além de você.

Recomendo que você preencha a Roda uma primeira vez agora, com base em como está sua vida hoje e sem preocupação em se aprofundar nas informações que ainda vai ler neste livro. Isso vai servir como uma espécie de retrato do seu comportamento atual. Então, depois de avançar até a Parte 2 e aprender mais sobre saúde alimentar, a ideia é que você complete a Roda de novo, agora com mais conhecimento para se autoavaliar. Comparando os dois momentos, você vai se surpreender.

Repetir o processo de preenchimento da Roda de tempos em tempos, aliás, faz parte da proposta de trabalho com ela. Afinal, estamos vivos e nosso comportamento está sujeito a mudanças o tempo todo.

Como é fundamental que você compreenda bem cada um dos subpilares para poder preencher sua Roda de maneira assertiva, vou aqui sugerir algumas perguntas para orientar sua autoavaliação neste primeiro momento. Mais adiante você vai encontrar uma descrição detalhada de cada um dos subpilares, mostrando por que eles influenciam o comportamento alimentar e o que levar em consideração ao avaliar sua satisfação em cada um deles.

Os 7 Pilares da Saúde Alimentar

PILAR	SUBPILAR	PERGUNTAS
1. Praticar o ritual da refeição	Escolher e/ou comprar alimentos	É você que escolhe e compra os alimentos que consome em casa?
		Se não, tem alguém que faça isso por você?
		Você normalmente planeja as compras ou decide na hora?
		Come mais alimentos frescos ou prontos?
	Cozinhar comida caseira	Você gosta de cozinhar?
		Tem o costume de preparar suas refeições?
		Alguém cozinha para você?
		Sua cozinha é um lugar agradável?
	Compartilhar a refeição	Você geralmente come sozinho ou acompanhado?
		Come na frente na TV ou do computador, olhando o celular ou no carro?
		Costuma parar para comer ou come com pressa, quando dá?
2. Alimentar-se de outras energias	Atividade física e lazer	Você faz alguma atividade física?
		Que benefícios sua rotina de exercícios traz?
		Gostaria de fazer por mais tempo ou outro tipo de atividade?
	Rotina de sono	Você acha que dorme bem?
		Sente que acorda descansado?
		Tem vontade de dormir durante o dia?
3. Comer melhor, não menos	Escolher qualidade e variedade	Gosta de experimentar sabores novos?
		Depois de se servir, seu prato está mais para colorido ou monocromático?
		Como escolhe o que põe no prato: pega o que gosta, o que julga ser saudável ou faz um mix dos dois?
	Comer com prazer	Você é seletivo (ou chato) para comer?
		Se permite comer de tudo?
		Decide por conta própria o que vai comer?

4. Ter consciência da fome/ saciedade e da nutrição	Sentir-se nutrido	Você sabe reconhecer quando está com fome?
		Já levantou da mesa sem fome, mas ainda querendo comer alguma coisa?
		Já deixou de pôr algum alimento no prato porque achou que não devia ou não podia comê-lo?
	Saborear a comida	Você costuma comer rápido ou com calma?
		O momento da refeição para você é mais de tensão ou de celebração?
		Quando está na correria, come qualquer coisa para não perder tempo?
5. Pensar sustentável	Metas realistas	Quantas vezes você fez dieta e perdeu peso?
		Você associa emagrecer a fazer mudanças radicais na alimentação?
		Quando decide emagrecer, você foca em quantos quilos quer perder em determinado tempo?
	Paciência no processo	Para emagrecer, acha mais fácil cortar tudo ou fazer melhorias gradativas na alimentação?
		Você precisa de resultados rápidos para se sentir motivado a emagrecer?
		Das vezes que fez dieta, o que conseguiu de bom e de ruim?
6. Cuidar da mente	Reconhecer o positivo	Quais são as emoções que a comida o ajuda a enfrentar?
		De que forma comer o ajuda a resolver conflitos?
		Como se sente depois de um episódio de comer emocional?
	Lidar com o estresse	Acha que sua vida é estressante?
		Como costuma lidar com o estresse?
		Sua rotina tem mais momentos de tensão ou de relaxamento e prazer?

7. Fazer as pazes com o corpo	Aceitar o corpo	Que palavras você usa para se dirigir ao seu corpo?
		Você costuma comparar seu corpo com o de outras pessoas?
		Quando olha para o passado, acha que está melhor agora ou antes?
	Confiar no corpo	Você deixa de fazer alguma coisa por causa do seu corpo?
		O que seu corpo proporciona de bom a você?
		Existe alguma parte do corpo que você evita olhar quando está na frente do espelho?

Veja mais algumas orientações de como preencher a Roda adequadamente:

- Escolha um momento tranquilo para preencher a sua Roda do início ao fim. O ideal é que você tenha tempo suficiente para refletir sobre cada subpilar.
- Seja honesto em suas respostas, tendo em mente que não existe certo e errado e que ninguém precisa conhecer seus resultados; eles dizem respeito apenas a você.
- Em cada subpilar, atribua uma nota de 0 a 10 para seu grau de satisfação com esse aspecto da vida como é hoje, sendo 0 nada satisfeito e 10 muito satisfeito. Marque o campo da nota indicada como quiser: preenchendo o espaço todo ou fazendo uma bolinha, por exemplo.
- Ao atribuir suas notas, foque no presente e considere seu grau de satisfação atual em relação a cada subpilar. O objetivo não é avaliar seu comportamento ao longo da vida nem como gostaria que fosse ou como se projeta daqui a algum tempo, mas sim o que está acontecendo com você agora.
- Sugiro começar o preenchimento pelo pilar "Praticar o ritual da refeição" e, depois, seguir em sentido horário, sem pular nenhum subpilar, até o pilar "Fazer as pazes com o corpo". Embora não seja uma regra, acredito que esse seja um bom ponto de partida porque trata de algo que faz parte da rotina de praticamente todo mundo – a escolha e o preparo dos alimentos e o comportamento à mesa – e, portanto, deve ser mais fácil de avaliar.

Você vai ver que, no final do livro, incluí algumas cópias da Roda para que sejam preenchidas na própria página. Achei que seria prático poder consultar as informações do livro durante o preenchimento e mesmo depois, na hora de utilizar as ferramentas que proponho para trabalhar em sua mudança de hábitos. Também é uma oportunidade de ter o registro da sua evolução no processo. Como já disse, é interessante, ao voltar a preencher a Roda depois de algum tempo, poder observar mudanças de comportamento. É claro que você também pode desenhar sua própria Roda em uma folha de papel.

A RODA E A MUDANÇA DO COMPORTAMENTO ALIMENTAR

A Roda dos 7 Pilares da Saúde Alimentar é uma ferramenta de autoconhecimento. A proposta, ao trabalhar com ela, é entrar em contato com aspectos do comportamento alimentar que vão além do que e quanto comemos. Isso inclui estar atento aos sinais de fome e saciedade, permitir-se ter prazer comendo e desapegar da ideia de que existem alimentos bons e ruins, entre outros fatores.

Depois de preenchida, a Roda poderá fornecer uma espécie de retrato de seu estado e seu comportamento atual, assim como do seu nível de satisfação com os diversos setores da saúde alimentar que determinam sua relação com a comida e o corpo. Com a percepção de si mesmo que a Roda possibilita ter, fica mais fácil identificar dificuldades e obstáculos para que essa relação seja equilibrada e tranquila e, a partir daí, planejar como e por onde começar sua transformação. A Roda é, portanto, um instrumento que facilita a autogestão da mudança de hábitos.

Veja que interessante: a sua Roda é única, ninguém tem uma igual, e você terá Rodas diferentes ao longo da vida. Ela é um tipo de fotografia do seu aqui e agora.

Nem sempre a pessoa que está buscando formas de melhorar a alimentação tem preocupação com o peso, o corpo e a aparência. Atendo muitas que têm dificuldade de organizar a rotina para conseguir cozinhar mais em casa e parar de depender tanto de restaurantes, pratos congelados e aplicativos de entrega de comida, por exemplo. Elas se sentem frustradas porque acabam comendo em quantidade maior e qualidade pior do que gostariam, gastando um dinheiro que prefeririam investir em outras coisas. Esse público também pode se beneficiar deste livro e do trabalho com a Roda dos 7 Pilares da Saúde Alimentar.

Muitas vezes descuidamos ou deixamos de prestar atenção na alimentação simplesmente levados pelo ritmo corrido da vida, do trabalho ou dos estudos. De modo inconsciente, arrastados pela rotina atribulada e por ações automatizadas, não paramos para pensar na importância de sentar à mesa para comer com calma, de beber água ao longo do dia, de fazer pausas para respirar, de reservar uma noite na semana para jantar com os amigos. Deixamos essas e outras atitudes em segundo plano, sem saber que elas têm total influência na nossa relação com o comer.

O que quero dizer com isso é que o momento de preencher a Roda dos 7 Pilares da Saúde Alimentar é uma oportunidade de olhar para áreas da vida que, apesar de não nos darmos conta, podem ajudar a explicar o mal-estar em relação à comida e ao corpo. Nesse sentido, a Roda também é um instrumento que ajuda o indivíduo a se reconectar consigo mesmo.

O objetivo de trabalhar com a Roda dos 7 Pilares não é buscar uma alimentação perfeita – até porque não acredito que exista uma alimentação perfeita. Ela é uma ferramenta de análise de comportamento e, sozinha, não vai fazer ninguém emagrecer ou abandonar hábitos ruins. Não se trata de um recurso mágico ou milagroso.

Um dos pontos mais interessantes da Roda como ferramenta de autoconhecimento é que ela permite acompanhar as transformações na vida da pessoa e a evolução no processo de mudança de hábitos. Como o foco da autoavaliação deve ser o seu momento atual de vida, é natural que a Roda mostre resultados diferentes cada vez que você voltar a preenchê-la. Minha sugestão é preencher a Roda outra vez dois ou três meses depois de começar a colocar em prática as mudanças de hábitos necessárias para você. Assim você poderá perceber onde conseguiu evoluir e que áreas ainda demandam atenção. Os resultados obtidos devem ser usados para traçar um plano de ação, de preferência com passos simples e realistas.

O QUE FAZER COM A RODA PREENCHIDA?

Uma vez que deu a volta completa na Roda, atribuindo suas avaliações de satisfação a cada um dos 15 subpilares, você poderá olhar a Roda inteira e visualizar melhor quais áreas da sua saúde alimentar receberam pontuação baixa e, por isso, estão precisando de mais atenção. É normal não atribuir 10 a tudo, ninguém tem esse tipo de resultado. Todos nós temos áreas a que precisamos ficar mais atentos no dia a dia.

Também é importante não focar somente na pior nota, que provavelmente representará a área mais difícil para você. Foque nas notas baixas que você sente que, com um pouco de atenção, poderão ser melhoradas mais facilmente. Mesmo uma pequena percepção de melhora em qualquer um dos pilares trará coragem e a sensação otimista de que você é capaz de mudar! Cada passo é uma vitória!

Quando trabalho com a Roda dos 7 Pilares da Saúde Alimentar, gosto de começar fazendo a seguinte pergunta diante do gráfico preenchido:

Sua Roda roda?

Todas as pessoas respondem que não, olhando para a figura que mostra uma Roda irregular, e não redonda. Algumas demonstram vergonha, mas não há por que se envergonhar ou culpar por isso. Nunca vi uma Roda com nota alta em todos ou mesmo na maioria dos subpilares.

Nem a minha própria Roda, se eu fosse preenchê-la hoje, rodaria! Falo isso porque sei que muita gente acredita que, por eu ser nutricionista e falar de comportamento alimentar, tenho uma alimentação "perfeita". Não tenho! Até porque, como eu já disse, não acho que exista alimentação certa ou errada, muito menos perfeita.

Não existe uma Roda boa, ruim ou ideal. Cada Roda é única e representa seu estado de saúde como é hoje, não como era no passado ou como você pretende que seja no futuro.

Também não cabe fazer comparações ou entrar em competição com os outros para ver qual Roda é "melhor", no caso de você estar compartilhando o exercício com um colega ou companheiro. É por isto que ela é poderosa: ela é livre de julgamentos e representa você agora, com todas as chances de melhorar.

A partir dessa auto-observação, é possível definir por onde começar seu processo de mudança de hábitos, criando um plano de ação com passos simples, mas que possam ser adotados desde já.

Responder a alguns questionamentos diante da sua Roda preenchida também pode levar a *insights* importantes sobre por onde começar a agir. Pergunte-se, por exemplo:

- *Sua Roda parece equilibrada?*
- *O que chama mais atenção nela?*
- *Você já esperava esses resultados ou se surpreendeu?*
- *Em quais áreas estão suas maiores dificuldades?*
- *Quais pilares estão mais fortes?*
- *Você nota algum comportamento de sucesso em algum pilar?*
- *Por qual pilar deseja começar a trabalhar?*
- *Por que não começar já?*
- *Acha que consegue trabalhar sozinho ou precisa de ajuda profissional para abordar algum aspecto da Roda?*

Na Parte 2 você vai encontrar uma série de dicas, reflexões e atividades para trabalhar cada um dos subpilares no dia a dia. Você vai ver que muitas das sugestões são bem simples; talvez até já tenham passado pela sua cabeça e você apenas não tenha descoberto (ainda) como podem ser aliadas para melhorar seu comportamento alimentar. Os exercícios são apenas guias no seu processo, não são obrigatórios, muito menos a única maneira de trabalhar a mudança de hábitos. Talvez você tenha outras ferramentas que ajudem a melhorar seu comportamento e sua avaliação nos pilares. Por que não colocá-las em prática?

VOCÊ É PROTAGONISTA DA SUA MUDANÇA

Lidando no dia a dia com pacientes que já fizeram dietas de todo tipo e continuam lutando para ficar em paz com o peso e a comida, percebo que é muito comum que as pessoas terceirizem a responsabilidade pelo processo e os resultados obtidos. Ao procurar um nutricionista, muita gente espera "ser emagrecido" pelo profissional e pelas soluções propostas por ele, como se o esforço próprio fosse inútil ou menos importante.

Entendo por que isso acontece. Primeiro, porque é tanta informação vinda de todos os lados sobre o que supostamente seria bom ou ruim para a saúde ou faria ou não ganhar peso que é natural ficar confuso e sem saber em que acreditar. Além disso, as repetidas tentativas de começar e parar a dieta (e emagrecer e voltar a engordar) fazem com que o indivíduo simplesmente perca a confiança de que é capaz de saber o que é bom para si, de fazer as próprias escolhas e escutar os sinais do corpo.

Atendo muitas pessoas que, desanimadas depois de várias consultas com especialistas e estratégias para emagrecer, falam: "Doutora Sophie, preciso de ajuda porque meu corpo não funciona direito. Ele não me obedece, faz o oposto do que eu mando. Quero emagrecer e só engordo. Quero parar de comer besteira e só penso em comer besteira."

Essa desconexão com o corpo é recorrente em pacientes que insistem em fazer dieta restritiva, além daqueles com obesidade, distorção de autoimagem e variações do comer transtornado. Como desaprenderam (ou nunca aprenderam) a se comunicar com o próprio corpo, eles esperam que o médico, nutricionista ou, pior, alguma influenciadora digital entregue uma fórmula ou roteiro do que devem fazer para, finalmente, emagrecer. Só que isso não existe! Desconfie de qualquer profissional que faça promessas desse tipo.

Sou uma especialista em nutrição e adoro estudar tudo acerca do tema. Mas não tenho poder, autonomia ou controle sobre a vida e as escolhas de ninguém. Não quero ser o fiscal da pessoa nem posso estar com cada paciente no restaurante para dizer o que deve pedir do cardápio ou na casa dele quando chega à noite com fome. Também não vou com ninguém ao supermercado ou à feira para aconselhar sobre as compras.

Gosto de pensar que, no processo de mudança de hábitos que este livro pretende inspirar, assim como no acompanhamento de pacientes em meu consultório, sou como o instrutor de autoescola nas aulas de direção: estou ao seu lado durante o percurso para orientar e passar segurança, mas é você quem está com as mãos no volante e pode decidir que caminho seguir.

Acho fundamental que cada um trabalhe o autoconhecimento e a autoconfiança e treine habilidades para se virar em ocasiões que envolvam decisões relacionadas à alimentação. Afinal, comer é um dos maiores prazeres que há e algo que vamos fazer até o fim da vida. É melhor aprender a fazer isso de um jeito leve e sem tensão, não é? Empoderar-se para comer em paz e com autonomia é um ganho imenso de saúde, além de ser libertador.

A Roda dos 7 Pilares da Saúde Alimentar é um recurso excelente para desenvolver essa autonomia, que é essencial no processo de refazer a relação com a comida e o corpo.

O momento de preenchê-la é uma oportunidade de olhar para sua vida hoje, conectar-se consigo e refletir sobre hábitos, interesses e emoções envolvidos no ato de comer. A etapa seguinte, de planejar as mudanças necessárias com base nos resultados obtidos, deve partir do princípio de que ninguém sabe melhor do que você o que é preciso e o que é possível fazer para mudar. Isso é autogestão, algo fundamental em um processo bem-sucedido de mudança de hábitos. E é empoderador porque coloca você no comando, com as rédeas da sua transformação nas suas mãos.

Esta é a missão principal deste livro: incentivar o ganho de autonomia a partir do trabalho de autogestão com a Roda dos 7 Pilares da Saúde Alimentar.

Muitos nutricionistas podem discordar de mim quanto a dar liberdade ao paciente que está na batalha para perder peso. Eles acham que o profissional tem mais condições de decidir o que a pessoa deve ou não fazer e que, portanto, cabe a eles definir os passos do tratamento. Na verdade, é isso mesmo que as faculdades ensinam. Com meus livros, redes sociais e cursos, faço minha parte para tentar desconstruir essa mentalidade.

· PARTE 2 ·

COMO USAR NA PRÁTICA A RODA DOS 7 PILARES DA SAÚDE ALIMENTAR

CAPÍTULO 4
ANTES DE COMEÇAR

Está pronto para viver mudanças no seu dia a dia a fim de melhorar sua relação com a comida, seu corpo e sua saúde?

No processo que está prestes a começar, é você quem vai determinar o ritmo e as ações que levarão às mudanças que deseja. Isso vai ajudá-lo a se reconectar consigo e se fortalecer na sua jornada por uma vida com mais saúde e bem-estar. Lembre-se de que você é o seu melhor especialista e que fazendo dietas ou seguindo regras externas, terceirizando sua fome e sua vontade, é normal ter perdido essa conexão.

Ter autonomia na sua jornada de mudança é transformador. Para quem vem de uma trajetória marcada por ciclos de dieta, efeito sanfona (engordar e emagrecer repetidas vezes), insatisfação corporal e problemas de autoconfiança e autoestima, é mais transformador ainda. Porque significa parar de delegar decisões relacionadas ao comer e, em vez disso, colocar-se como protagonista da própria vida e da própria fome, empoderar-se das próprias sensações.

Deixamos de escutar nosso corpo no momento em que passamos a dar mais crédito ao que se fala na mídia, nos consultórios, nas redes sociais, nos blogs na internet e até nos aplicativos que permitimos monitorar nossa saúde e nossa alimentação. Quem sabe mais do que ninguém sobre os sinais do seu corpo, sua intuição e sua sabedoria interna é VOCÊ.

Você consegue se lembrar de algum momento na vida em que estava em paz com a comida e o corpo? Se sim, era antes de começar a fazer dieta, não era?

Não se recorda de nenhum momento? Então observe os hábitos de alimentação e o ritual das refeições da sua família no passado ou de pessoas que vivem em paz com a comida (são cada vez mais raras!). Provavelmente vai descobrir que elas comem regularmente, fazem as refeições juntas, em horários regulares, respeitam a fome delas no momento da refeição, não perguntam se podem ou não comer determinado alimento e muito menos discutem sobre evitar gordura, açúcar, glúten, lactose, etc. Antigamente não havia a patrulha que existe hoje em dia. As pessoas não sabiam tanto sobre nutrição; menos ainda sobre o que é carboidrato ou proteína. Elas tinham autonomia à mesa, comiam até ficar satisfeitas e pronto. Só voltavam a pensar em comida na refeição seguinte.

Hoje somos tão bombardeados por informação sobre o que é "saudável" que é normal ficar perdido. Essa insegurança faz com que as pessoas precisem de "muletas" para apoiar suas escolhas alimentares e de saúde. Na maioria das vezes, é o nutricionista que acaba fazendo esse papel. Mas há, ainda, as redes sociais, os blogs na internet e os aplicativos de monitoramento de saúde e dieta. Há quem use essas ferramentas para tudo: contar as calorias da refeição antes de comer, registrar se está bebendo água suficiente – só falta avisarem quando está na hora de ir ao banheiro! O problema é que quanto mais você delega decisões desse tipo, mais se desconecta dos sinais que seu corpo envia quando está com fome, sede, cansaço, vontade de comer ou até vontade de ir ao banheiro ou dormir.

Como eu já disse e vou repetir, ninguém sabe tão bem quanto você o que é melhor para seu corpo, sua saúde e seu bem-estar. Você é o seu melhor especialista. É sempre bom buscar ajuda de um profissional de saúde quando se está com dificuldades ou sentindo-se perdido nas sensações do corpo, mas tente encontrar um que trabalhe sem prescrever dietas e respeite a sua individualidade. Se ele quiser passar dicas de alimentação, tudo bem, desde que antes de tudo pergunte o que você gosta de comer, ok?

Antes de prosseguir, gostaria de lembrar que o objetivo deste livro e do trabalho com a Roda não é incentivar a perda de peso, mas convidá-lo a resgatar uma relação saudável com a comida e o corpo por meio de uma mudança de hábitos gerenciada por você mesmo.

Esta Roda foi idealizada para focar na sua saúde e no seu bem-estar. O peso será consequência disso, e não causa.

Se o seu objetivo for emagrecer, as reflexões geradas pela Roda, as dicas e as atividades práticas que ofereço nesta parte do livro podem ser um suporte confiável para auxiliar você a alcançar um peso saudável e sustentável. Mas pode ser também que você esteja em busca de fazer as pazes com o corpo e a comida, melhorar seus hábitos alimentares e ganhar saúde, viver uma vida longa e envelhecer sem doenças, e não exatamente de perder peso. Também é possível tirar partido da Roda com essa finalidade.

De qualquer forma, sugiro que, antes de seguir em frente, você tenha clareza do seu objetivo ao ler este livro. Uma maneira de refletir sobre isso é escrevendo uma carta para si mesmo. Pensar sobre sua motivação para estar aqui nesta leitura e o que ela pode trazer de importante para você. Essa é uma tarefa que incentivo meus pacientes a fazer também.

Com carinho e sinceridade, converse consigo mesmo como se estivesse falando com um amigo ou amiga querida. Questione-se, por exemplo:

- *Por que estou lendo este livro?*
- *O que espero dele?*
- *O que posso aprender com a leitura?*
- *Como minha vida pode mudar após ler este livro?*
- *Quais são as vantagens e desvantagens de trabalhar com a Roda dos 7 Pilares da Saúde Alimentar?*

Em relação à última pergunta, já falamos sobre a importância de refletir sobre o que você tem a ganhar e a perder adotando novos hábitos de vida. Ou seja, quais seriam as vantagens e as desvantagens de se esforçar para isso? Ter essa consciência é a chave para encontrar sua motivação – que, por sua vez, é fundamental em qualquer processo de mudança de comportamento. É essencial que a decisão seja sua, e não de outra pessoa; assim você se empodera no processo.

Você pode escrever sua carta de motivação antes ou depois de se autoavaliar preenchendo a Roda. Não há resposta certa ou errada para nenhuma das questões propostas acima; apenas as suas respostas. Junto com os resultados da avaliação da sua satisfação nos subpilares da Roda, elas devem ajudar a definir por onde iniciar sua jornada de transformação.

ENCONTRE SEU RITMO DE MUDANÇA

Você é seu próprio chefe em seu processo de mudança. Depois de preencher a Roda e analisar seus resultados, é você quem vai determinar por qual pilar começar a trabalhar, com base em suas prioridades e em sua disponibilidade. Não há um jeito único ou certo de iniciar esse trabalho; também não há uma ordem "correta" a obedecer.

Você pode, por exemplo, partir do pilar *Alimentar-se de outras energias*, pular para *Cuidar da mente* e depois para *Praticar o ritual da refeição*. E assim por diante, sem uma ordem preestabelecida. Você é o dono do seu processo.

Mas tenho uma sugestão que vale a pena seguir: inicie por um pilar que tenha recebido notas baixas, mas não as mais baixas de todas. Isso porque quanto pior sua avaliação, maior sua insatisfação naquela área e, provavelmente, mais difícil será abordar aquele aspecto da vida.

Tente começar por um pilar que foi avaliado com baixa satisfação e que você acredita que consegue abordar desde já e mudar alguma coisa. Ser capaz de enxergar resultados, ainda que pequenos, logo no início do processo pode ser um bom estímulo para seguir em frente.

Um pilar em que é muito comum dar-se notas baixas é *Fazer as pazes com o corpo*, que trata principalmente de imagem corporal, aceitação e autoconfiança. Isso acontece porque a relação com o corpo é complicada mesmo. A insatisfação corporal é muito grande na nossa sociedade e pode envolver emoções e outras questões profundas que não são fáceis de mudar em poucos dias, ainda mais para quem já fez muita dieta. Acho que encarar tudo isso logo no princípio do seu processo de mudança pode ser bem desafiador e abalar a sua motivação, portanto não recomendo começar desse ponto. Dependendo do grau de insatisfação nesse pilar e das questões envolvidas, pode ser necessário buscar apoio profissional de um psicólogo ou psiquiatra. Não há nada de ruim nisso.

Pela minha experiência com pacientes, percebo que os pilares mais fáceis de serem trabalhados no começo são *Praticar o ritual da refeição* e *Alimentar-se de outras energias*.

Tenho mais algumas dicas para ajudá-lo a se programar daqui para a frente:

- Pense em dois meses como um bom prazo para ler o livro e trabalhar com as atividades propostas para os 7 Pilares. Se conseguir terminar a leitura em uma semana, sobram outras sete: uma para cada pilar.
- Nesse período de dois meses, esqueça qualquer tipo de dieta ou restrição alimentar. Faça as refeições principais (café da manhã, almoço, lanche da tarde e jantar) e pratique escutar seu corpo, tentando reconhecer sua fome e prestando atenção nas suas escolhas na hora de comer.
- Procure se dedicar a um pilar por semana. Não é uma regra, mas vai funcionar para não perder o foco e a motivação e fazer as coisas com calma e reflexão. A ideia não é colocar mais pressão na sua relação com a comida.
- Depois de definir qual pilar vai trabalhar em determinada semana, vá até a seção de atividades práticas correspondentes e escolha quais têm a ver com você e com sua rotina e podem ser utilizadas desde já.
- Se perceber que precisa de mais tempo focado em determinada área ou para testar mais dos exercícios propostos, fique à vontade. O importante é perceber que as práticas vêm fazendo sentido e trazendo resultados, ainda que modestos no princípio. Só assim as mudanças serão incorporadas no dia a dia.
- Começou a exercitar um pilar, mas por algum motivo não foi em frente? Comece de novo! Seja gentil consigo mesmo, não tenha pressa nem medo de cometer deslizes. Apenas siga em frente!

O objetivo não é perfeição, mas progresso.

UMA FERRAMENTA PODEROSA: O DIÁRIO ALIMENTAR

Independentemente do seu ponto de partida na Roda dos 7 Pilares, uma boa ideia é fazer um diário alimentar em que você anota sua rotina alimentar a cada dia: o que comeu, o horário, quanto, onde e com quem comeu. Escreva também suas observações sobre o momento de comer: há emoções envolvidas, como tristeza, ansiedade, estresse ou tédio?

Algumas pessoas, principalmente se já fizeram dietas e outros diários alimentares, podem ter dificuldade em colocar no papel esses detalhes porque se sentem fiscalizadas. Mas não é essa a intenção desse diário! Ele é uma ferramenta muito interessante para ganhar consciência sobre como é sua rotina, sua alimentação e seu comportamento alimentar. Não se trata de um fiscal ou controlador de calorias e da qualidade do que você come, muito menos de algo projetado para estimular julgamentos de qualquer tipo.

A finalidade de escrever um diário alimentar é se observar e se conhecer para, assim, conseguir identificar onde estão seus maiores obstáculos para comer melhor. Sem policiamento, mas com carinho e curiosidade. Ninguém precisa ver o seu diário; ele é seu.

Recomendo fazer esse diário escrevendo no papel, e não diretamente no celular. Aliás, sugiro que nesse momento você deixe celular e aplicativos de lado e se conecte consigo mesmo.

Use uma folha por dia para visualizar melhor seu dia. Veja este modelo:

DIA:_____ ATIVIDADE FÍSICA:_____

HORÁRIO	O QUE COMEU E QUANTO	ONDE E COM QUEM	OBSERVAÇÕES

OUTROS HÁBITOS SIMPLES PARA ADOTAR AGORA MESMO

Paralelamente à sua leitura e antes mesmo de começar a colocar em prática a Roda dos 7 Pilares da Saúde Alimentar, há outras ações que você já pode incluir na rotina como forma de preparar o terreno para a mudança:

- Hidrate-se bem. A água é fundamental para o funcionamento dos nossos órgãos vitais, favorece a absorção dos nutrientes dos alimentos e desintoxica o organismo porque estimula a atividade de rins e intestino, entre outras funções. Manter o corpo hidratado é uma maneira de ajudá-lo a funcionar como deve. A quantidade de água necessária varia de uma pessoa para outra e de acordo com a rotina de cada uma, mas fica em torno de 1,5 a 2 litros por dia. Ao mesmo tempo, diminua o consumo de bebidas doces e álcool.
- Estabeleça rotinas para comer, dormir, se exercitar, trabalhar e estudar. Se possível, encontre horários mais ou menos fixos para realizar essas atividades no dia a dia. Essa regularidade é importante para organizar nosso relógio biológico, que, por sua vez, comanda o metabolismo. A desorganização no ritmo do corpo desencadeia alterações metabólicas que podem levar a ganho de peso, diabetes e até câncer.
- Não sente mais a sua fome? Comece a resgatá-la respeitando as quatro refeições principais: café da manhã, almoço, lanche da tarde e jantar. Simples, não? Com isso você cuida da sua fome física e, pense bem, não era isso que nossos avós e bisavós faziam?
- Pare de seguir regras externas, de agredir seu corpo com dietas restritivas e exercício em exagero sem se dar tempo para descansar ou mesmo respirar. Tente voltar a ouvir seu corpo, cuidar dele e reconhecer o que lhe faz bem.
- Vá devagar. Não é fácil sair da zona de conforto, mas você já está dando o primeiro passo! Escolha o caminho que *você* acha melhor, não se deixe influenciar pelo que outras pessoas ou os meios de comunicação dizem. Busque progresso, e não perfeição nem pressa, afinal, você quer mudanças para sempre, não somente para agora!

CAPÍTULO 5
OS PILARES

PILAR 1: PRATICAR O RITUAL DA REFEIÇÃO

Gosto de dizer que a saúde começa na cozinha de casa. Preparar e comer comida fresca é comprovadamente a melhor forma de se cuidar e de cuidar dos outros. A ciência mostra que cozinhar o incentiva a escolher melhor o que você e sua família comem, além de ajudar a aumentar o consumo de alimentos frescos e caseiros. E ainda funciona como uma terapia que relaxa e estimula a criatividade.

O planejamento, as compras, o preparo e o ritual de fazer a refeição são fases importantes do comer melhor. Sentar-se à mesa para comer não tem apenas a função de abastecer o corpo, mas de nutrir as relações sociais e familiares, a curiosidade e o prazer.

O *Guia alimentar para a população brasileira* do Ministério da Saúde chama a atenção para a importância de entender que comer não é só abastecer o corpo. Ele traz uma visão mais ampla da nutrição e do alimento, saindo da visão reducionista do nutriente e reconhecendo a importância do lado social, afetivo, da memória e da cultura.

Subpilar: Escolher e/ou comprar os alimentos

Você tem o costume de ir ao supermercado e à feira para as compras de casa? Se a rotina corrida é um obstáculo, tem alguém (como um funcionário ou membro da família) com quem pode contar para fazer essa tarefa para você? Ou quase sempre vai ao mercado com pressa, enche o carrinho meio sem pensar e se rende com frequência a alimentos prontos e industrializados?

Cuidar da escolha e da compra dos alimentos é parte fundamental do processo de melhorar a alimentação. Quando se tem crianças e adolescentes em casa, isso é algo bem importante de observar, porque muitos desses jovens até querem passar a comer melhor, mas são atrapalhados pelo contexto familiar quando os pais não cozinham nem cuidam de abastecer a geladeira e a despensa com legumes, frutas e comida fresca e caseira.

O *Guia alimentar para a população brasileira* recomenda dar preferência sempre a alimentos *in natura* ou minimamente processados (carnes, grãos, castanhas, cogumelos, leite, frutas secas, sucos sem adição de açúcar, farinhas de mandioca, de tapioca, de milho e de trigo), além de preparações culinárias, alimentos processados (queijos, pães, conservas de legumes, compotas de frutas, peixes enlatados, carnes defumadas) em vez de ultraprocessados (embutidos, molhos e temperos prontos, biscoitos em pacote, misturas para bolo, sopas e sucos em pó, refrigerantes e produtos congelados e prontos para consumo, como lasanhas, pizzas e hambúrgueres). A questão não é proibir ou fazer terrorismo nutricional contra os alimentos industrializados, mas sim aumentar o consumo de alimentos frescos e caseiros e assim, automaticamente, diminuir a ingestão dos outros. Isso vale também para todas as bebidas doces, inclusive os sucos de frutas embalados, que contêm muito açúcar. O melhor é tomar e oferecer às crianças mais água e ter em casa cada vez menos bebidas adoçadas ou com adoçantes.

AGORA É A SUA VEZ!
Dicas, reflexões e atividades para trabalhar este subpilar:

Faça uma lista de compras

Para cozinhar mais em casa e melhorar a qualidade da alimentação é importante ter geladeira e despensa abastecidas com comida fresca e caseira. Isso exige planejamento e pode parecer complicado no início, mas fica mais fácil com a prática. Comece montando uma lista de compras, mesmo que limitada. Assim você ganha tempo no supermercado e na feira, evita compras desnecessárias ou por impulso e economiza dinheiro. Levando uma relação de tudo que precisa, você também escapa daquela situação de chegar ao caixa e perceber que esqueceu algum produto importante. Para quem não gosta muito de ir ao supermercado, é uma forma de agilizar as compras sem correr o risco de deixar coisas para trás por vontade de ir embora logo. Veja duas formas de montar sua lista:

- **Pensando no cardápio da semana:** funciona bem para quem consegue planejar o que pretende comer no café da manhã, no almoço, no jantar e nos lanches da tarde (ou nas refeições que costuma fazer em casa) nesse período. Com o menu de cada dia montado, é só anotar os itens e as quantidades necessárias para preparar os pratos. Também pode ser atualizada a cada dez ou quinze dias, dependendo da sua rotina e do número de pessoas na casa. Comece pensando no que você sabe fazer. Adiante falaremos um pouco mais sobre como planejar os cardápios.
- **Lista base:** deixe pronta uma relação com tudo que consome com mais frequência em casa e, antes de sair para as compras, marque apenas os itens que precisa trazer. Reserve um espaço livre para anotar produtos extras, no caso de querer preparar uma receita diferente ou consumir um legume ou uma fruta da estação, por exemplo. Uma boa ideia é deixar a lista afixada na porta da geladeira ou em outro lugar visível da casa para que vá sendo preenchida à medida que você e a família perceberem o que vai acabando e precisa ser reposto.

Qualquer que seja seu modo de organizar sua lista, veja a seguir dois modelos que podem ajudá-lo na hora das compras. No modelo 1, apenas as categorias de alimentos são definidas e, a cada ida ao mercado ou à feira, você preenche com os itens necessários. No modelo 2, as categorias de alimentos vêm preenchidas com os itens mais comuns e você só tem que marcar o que precisa trazer.

MODELO 1: LISTA DE COMPRAS

LEGUMES E FRUTAS
- _____
- _____
- _____
- _____
- _____

ÓLEO E TEMPEROS
- _____
- _____
- _____
- _____
- _____

MERCEARIA – ARROZ, FEIJÃO, MACARRÃO, ENLATADOS...
- _____
- _____
- _____
- _____
- _____

CARNE/PEIXE E QUEIJOS/LATICÍNIOS
- _____
- _____
- _____
- _____
- _____

OUTROS
- _____
- _____
- _____
- _____
- _____

MODELO 2: LISTA DE COMPRAS

LEGUMES, VERDURAS E TUBÉRCULOS

- abobrinha
- abóbora
- berinjela
- brócolis
- cenoura
- chuchu
- couve-flor
- pepino
- pimentão
- quiabo
- acelga
- alface
- agrião
- rúcula
- escarola
- espinafre
- batata
- mandioquinha
- mandioca
- milho verde
- repolho
- vagem
- rabanete
- tomate

FRUTAS

- abacate
- abacaxi
- banana
- caju
- caqui
- coco
- figo
- jabuticaba
- goiaba
- laranja
- limão
- maçã
- morango
- melancia
- melão
- mexerica
- pera
- pêssego

GRÃOS, FARINHAS E MASSAS

- arroz
- feijão
- ervilha
- grão-de-bico
- lentilha
- quinoa
- fubá
- espaguete

TEMPEROS

- alho
- alecrim
- cebola
- cebolinha
- gengibre
- manjericão
- louro
- coentro
- hortelã
- salsão
- salsinha
- tomilho

CARNES E OVOS

- peito de frango
- carne
- peixe
- ovo
- ovo de codorna

LATICÍNIOS

- leite
- iogurte
- manteiga
- queijo

OUTROS

- café
- chá
- cogumelos
- pão

Aproveite para avaliar se sua alimentação está variada ou monótona. Olhe para o modelo 2 e se pergunte:

- *Quais itens você já experimentou e quais nunca provou?*
- *Quais tem curiosidade de conhecer?*
- *Quais poderia incluir na sua próxima compra?*
- *Sentiu falta de algum alimento que não encontrou na lista? Inclua-o para expandir seu repertório de ingredientes e receitas.*

Dicas úteis para criar sua lista de compras:

- Antes de sair às compras, confira despensa e geladeira sem pressa, aproveitando para checar a validade dos produtos e o que está acabando.
- Separar a lista por categorias de produtos ajuda a ganhar tempo entre os corredores do supermercado: você pega tudo que precisa em cada setor de uma vez só. É também uma estratégia para evitar colocar produtos no carrinho por impulso. Você pode se basear nos modelos apresentados para saber quais categorias de produtos incluir na lista.
- Se achar que corre o risco de esquecer anotações feitas em papel, use o bloco de notas do celular. Também existem vários aplicativos para smartphone que ajudam nessa tarefa; procure um que atenda às suas necessidades.

FICA A DICA

Mesmo quem mora sozinho e está acostumado a fazer compras avulsas – é comum passar no mercado no fim do dia e levar somente o jantar daquela noite – deve tentar planejar antes o que quer comer e fazer uma lista do que vai precisar, priorizando alimentos frescos e reduzindo o consumo de delivery, pratos congelados e ultraprocessados (pizza e lasanha congeladas, por exemplo).

Compre em intervalos regulares

Analise o dia a dia da sua casa a fim de definir qual é a periodicidade ideal para fazer compras. A tendência é comprarmos mais quando demoramos muito tempo entre uma ida e outra ao supermercado, e não é só porque a cozinha está mesmo desabastecida. É que o impacto de ver a geladeira e a despensa vazias pode nos levar a colocar no carrinho mais do que realmente precisamos. O resultado? Desperdício de dinheiro e de comida, já que muita coisa acaba estragando. Para a maioria das pessoas, a frequência ideal é a cada 15 dias para produtos secos (grãos, farinhas, enlatados), que duram mais tempo, e uma semana para os frescos, que são perecíveis. Veja se funciona para você.

Enlatados: ok, mas saiba escolher

Muita gente me pergunta sobre alimentos prontos em lata, se recomendo ou não. Eles podem ser verdadeiros salva-vidas na cozinha! Não vejo nenhum problema em consumir, por exemplo, milho verde, grão-de-bico e feijão pré-cozidos se forem conservados somente em água e sal. Tomate pelado, atum e sardinha em água ou óleo também quebram um galhão na hora de cozinhar. São todos alimentos processados, mas conservam bom valor nutricional. O mesmo vale para legumes congelados *in natura*, como ervilha, brócolis e cenoura, que encontramos no supermercado. Eles normalmente passam por um processo de conservação antes de serem congelados, mas não perdem propriedades e continuam sendo saudáveis. O segredo é ler antes o rótulo para saber o que há na lata ou no vidro além do alimento. Quanto mais ingredientes *in natura* e menos aditivos (que a indústria usa para fins "cosméticos" ou para tornar o alimento mais palatável), melhor.

Vá à feira!

A feira é o melhor lugar para comprar produtos frescos. Além disso, ali você tem a oportunidade de conhecer e experimentar ingredientes sazonais e conversar com vendedores e outros clientes sobre como usar um ou outro produto de um jeito diferente. Aproveite esse passeio! É divertido e muitas vezes você pode voltar para casa com uma receita maravilhosa. Eu já troquei dicas e receitas ótimas com desconhecidos que encontrei na feira. Também é possível achar produtos frescos com qualidade e variedade no supermercado, em sacolões e hortifrútis, é claro.

Compre on-line

Se tiver uma rotina corrida, por que não fazer compras pela internet? A maioria dos supermercados oferece o serviço com entrega em domicílio. Mas não dispense a lista de compras: quando basta um clique para colocar produtos no carrinho fica mais fácil exagerar e levar o que não precisa. Para produtos frescos, veja se vale a pena fazer assinatura de cestas de um produtor local; procure um serviço do tipo perto de onde você mora. Há também aplicativos de associações e cooperativas de agricultores que entregam cestas de alimentos frescos em casa.

Se puder, plante!

A experiência de plantar espécies que servirão como temperos ou ingredientes frescos da salada é maravilhosa! Existem muitas dicas na internet sobre como construir pequenas hortas no quintal de casa, em áreas comuns do prédio e até na varanda do apartamento. É uma alternativa para ter ervas ou legumes frescos sempre à disposição. Sem falar que lidar com a terra e ver a vida se desenvolver tem efeitos importantes em nosso bem-estar.

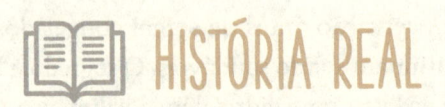

HISTÓRIA REAL

Organização é a chave para comer melhor

Um jovem me procurou no consultório porque queria emagrecer. Ele logo disse que comia muito à noite. Durante a conversa, ficou claro que ele trabalhava em ritmo acelerado o dia todo e acabava esquecendo de parar para comer. Ou seja, não respeitava a própria fome. Como resultado, chegava em casa faminto e atacava qualquer coisa que tivesse na geladeira ou pedia comida por delivery.

Quando perguntei o que havia na geladeira dele, o rapaz respondeu que preferia não comprar muita coisa, pois, como

> morava sozinho, acabava deixando estragar grande parte das compras, apesar de gostar de cozinhar.
>
> Na sessão, falamos principalmente sobre como planejar melhor tanto as compras como as refeições que ele fazia em casa. Chegamos à conclusão de qual seria o melhor dia da semana para ele ir ao mercado e mostrei como elaborar uma lista de compras simples, como montar cardápios semanais e como se organizar para deixar as refeições pré-prontas para simplificar o preparo do jantar no dia a dia.
>
> Um mês depois ele voltou ao consultório e disse, surpreso: "Vim até aqui porque queria uma dieta e acabei saindo com uma lista de compras. Não imaginava que daria certo. Mas até emagreci comendo melhor!"

Subpilar: Cozinhar comida caseira

Cozinhar é a coisa mais importante que você pode fazer para melhorar sua alimentação e sua saúde. Não incentivo esse hábito somente porque é algo que eu, pessoalmente, amo fazer, mas porque realmente a ciência mostra que ele pode melhorar a qualidade da nossa alimentação e transformar nossa relação com a comida, além de ser um momento gostoso de compartilhar com a família e os amigos. Mas entendo que não seja uma coisa simples para muita gente. Nos dias de hoje, em que praticamente todo mundo leva uma vida acelerada, é compreensível ter dificuldade para se organizar e cozinhar a própria comida todos os dias. Isso, porém, não deve ser desculpa para desistir da ideia de comer mais alimentos frescos e menos ultraprocessados.

Cozinhar é provavelmente a melhor coisa que você pode fazer para melhorar a sua alimentação.

O que importa aqui não é se você coloca a mão na massa todos os dias para preparar as refeições da família ou as suas, caso more sozinho. Se pode contar com alguém para cozinhar no seu lugar (parceiro, colega de apartamento ou funcionário), ótimo! Mesmo se trabalha fora e almoça em restaurante a quilo ou que oferece opções de comida feita na hora, tudo bem também. O que importa é garantir a presença de mais alimentos frescos na mesa.

AGORA É A SUA VEZ!
Dicas, reflexões e atividades para trabalhar este subpilar:

Explore o que já sabe fazer. Simplifique!
Monte uma lista de pratos (saladas, acompanhamentos, pratos principais e sobremesas) que já sabe preparar, mesmo que pareçam simples demais. Muita gente se surpreende nesse momento ao descobrir que é capaz de cozinhar mais coisas do que imaginava! Por exemplo:

- Arroz
- Feijão
- Macarrão à bolonhesa
- Omelete
- Salada caprese
- Purê de batata
- Torta de liquidificador
- Salada de frutas
- Mousse de maracujá

Monte uma cozinha agradável
Uma cozinha bonita, limpa e equipada aumenta a motivação para cozinhar, servir e receber pessoas para comer junto. Investir em utensílios, louças, panelas e potes funcionais e de boa qualidade é um ótimo incentivo para querer passar mais tempo nesse ambiente. Mas não precisa sair agora e

gastar um dinheirão em objetos. Veja o que já possui, providencie itens básicos que ainda não tenha e, à medida que for ganhando intimidade com a prática de cozinhar, vá aumentando seu arsenal.

Faça uma coletânea das receitas de que você mais gosta

Organize suas receitas em um livro ou arquivo no computador e inclua-as nas refeições do dia a dia. Quer mais ideias? Pergunte para sua família! Se tiver a sorte de ter mãe, pai, avós ou familiares ainda por perto, esse pode ser um momento delicioso de resgatar receitas e memórias familiares. Na internet, no meu canal no YouTube (youtube.com/sophiederam), também há uma porção de receitas que podem ser usadas para expandir seu repertório de pratos, lanches e sobremesas. Busque opções que deem prazer de preparar e comer. Escolha receitas simples, fáceis e saborosas.

Planeje os menus da semana

Organizar previamente o cardápio da semana com as refeições que pretende fazer em casa não só facilita a vida na hora de ir às compras como ajuda quando o cansaço ou a geladeira vazia desmotivam. Fica mais fácil montar um jantar quando você tem uma base por onde começar a preparar algo gostoso para comer.

Se almoça fora de casa nos dias úteis, como a maioria das pessoas que trabalham fora, programe só o menu do jantar. Se também almoça em casa, considere essa refeição no planejamento. Pode incluir os fins de semana, embora muita gente prefira ter mais liberdade no sábado e no domingo para cozinhar ou comer fora. Anote também lembretes que possam facilitar o preparo dos pratos. Uma boa ideia é deixar o cardápio afixado na geladeira, para ficar visível a todos da casa. Veja este exemplo:

	JANTAR	LEMBRAR
SEGUNDA	• Sobrecoxas assadas • Salada de macarrão com rúcula, tomate e queijo de cabra	• Tirar frango do freezer • Deixar folhas lavadas
TERÇA	• Arroz • Lentilha • Carne de panela • Couve refogada	• Descongelar carne
QUARTA	• Arroz • Feijão • Peixe no forno • Salada de folhas	• Deixar feijão de molho de manhã

Facilite sua vida na cozinha

Muita gente não cozinha mais porque chega do trabalho cansada e com fome e não tem disposição para começar do zero a preparar um jantar gostoso. Meu conselho para evitar comer sempre alimentos prontos ou pedir delivery nessa situação é deixar alguns alimentos pré-preparados na geladeira e no freezer e, assim, eliminar etapas na hora de cozinhar. Se tiver um funcionário que o ajude em casa, peça que cuide dessa etapa para você. Deixe, por exemplo:

- Folhas lavadas e secas em pote fechado, para salada
- Ervas picadas para tempero (salsinha, cebolinha, coentro, etc.)
- Legumes cortados e congelados para refogados e sopas
- Feijão cozido e congelado em porções
- Tempero à base de alho picado e sal (de preferência, fresco!)
- Frutas maduras cortadas e congeladas para sucos, vitaminas e doces
- Outros _____

FICA A DICA

Reserve um momento na semana ou no fim de semana para preparar, dividir em porções e congelar alimentos para serem consumidos nos dias úteis, quando chegar em casa cansado ou sem inspiração. Outra estratégia é cozinhar a mais já pensando em deixar porções prontas para alguns dias na geladeira. Encontrar comida semipronta ao chegar em casa no fim do dia é um alívio!

Busque inspiração em livros e filmes

Já comentei que um bom estímulo para começar a cozinhar mais é resgatando receitas de família. Com o tempo, você pode ir dando seu toque pessoal e, assim, levando adiante a tradição e incentivando os mais jovens a cozinhar também. Aposte ainda em livros de cozinheiros conhecidos que você admira. Incluir as crianças e os adolescentes no ritual de cozinhar seguindo as receitas de um livro é uma ótima maneira de colocá-los em contato desde cedo com os alimentos e despertar a curiosidade para experimentarem coisas novas. Melhor ainda: prepare uma receita de família e convide alguém querido para comer junto! Outra boa fonte de inspiração são filmes que têm o universo da cozinha como cenário ou mesmo tema principal. Aqui vão algumas ideias:

- *Julie & Julia*
- *Ratatouille*
- *A festa de Babette*
- *Soul kitchen*
- *Sem reservas*
- *Sabor da paixão*
- *Como água para chocolate*
- *Vatel*
- *Midnight diner (série japonesa)*

Todo mundo para a cozinha!
Divisão de tarefas é um segredo para facilitar o ritual de cozinhar e fazer com que se torne um hábito prazeroso. Descubra o que cada um da família, do casal ou da turma de amigos faz melhor e organizem-se para realizar as atividades que vêm antes e depois do consumo da refeição. Assim, enquanto um descasca e corta os ingredientes, outro põe uma mesa bonita; um cozinha e outro prepara os drinques ou a sobremesa; alguém lava a louça, e assim por diante. As crianças também devem participar! Se mora sozinho, coloque essa dica em prática nos almoços e jantares de família ou com os amigos. Quer desculpa melhor do que a comida para reunir pessoas queridas?

Cozinhe e celebre a comida!

Uma ideia: monte um grupo com quatro amigos ou casais e comece convidando-os para um jantar preparado por você. Então proponha que todos repitam o programa, de modo que o encontro semanal ou mensal seja cada dia na casa de um. É muito gostoso cozinhar para pessoas queridas, e muitas vezes ter convidados nos faz cozinhar melhor, com mais empenho e carinho. Todo mundo come bem e fica feliz!

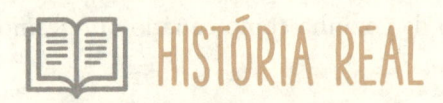

HISTÓRIA REAL

Cozinhar e comer junto é a melhor receita de saúde

Tive um paciente adolescente com excesso de peso que vinha sempre com a mãe ao consultório. No relatório do menino, vi que os jantares em família eram sempre lanches ou fast-food. Como ele havia me contado que sentia fome à noite, passei a chamar a mãe no final da consulta e orientá-la a fazer comida fresca e caseira para ele. De início, ela dizia: "Ok, doutora

Sophie, pode deixar." Mas o filho continuava comendo sanduíches e comida pronta.

Sabendo disso, um dia perguntei como estavam as refeições em casa e a mãe desabafou:

– Não sei o que fazer de jantar. A senhora me ajuda?

Sentamos juntas e perguntei o que ela já sabia cozinhar.

– Eu não sei cozinhar – ela logo disse.

– Não sabe cozinhar nada? Nem um ovo frito ou mexido? – perguntei.

– Ah, sim, isso eu sei fazer.

Quis saber que outras comidas ela sabia preparar e fui anotando: arroz, feijão, espaguete, molho à bolonhesa, purê de batata, bisteca de porco...

– Pronto, aqui já temos cinco jantares – falei.

Ela ficou surpresa.

– Não imaginei que era isso que a senhora queria, é tão simples!

Isso mesmo! Simples, gostoso, saudável e prático, mas ela esperava que eu passasse um cardápio francês com receitas requintadas! Expliquei que seria mais sustentável começar por receitas que ela já sabia fazer em vez de pratos novos e complicados, que ela provavelmente faria uma vez e logo desistiria, voltando ao piloto automático de pedir delivery ou fast-food quando a família estivesse morrendo de fome. Disse, ainda, que esses pratos são práticos e podem ser deixados pré-prontos na geladeira, para terminar de cozinhar à noite.

Essa mudança de hábitos ajudou toda a família: meu paciente perdeu peso e passou a se sentir bem melhor, mesmo continuando a comer fast-food com os amigos de vez em quando.

Não me esqueço do que a mãe me disse: "Nossa, a casa está até mais tranquila agora! Comemos juntos e conversa-

> mos; antes tudo era motivo para irritação, comíamos rápido e na frente da TV. Não foi só a relação com a comida que melhorou, mas sim com a família inteira."

Subpilar: Compartilhar as refeições

Você tem o hábito de se sentar para comer com calma? Coloca uma mesa completa, com toalha, pratos e talheres de que gosta? Põe uma música agradável para tocar ou procura assegurar que esteja em um ambiente tranquilo? Ou na maioria das vezes come em pé, na frente da televisão ou do computador e aproveita a hora do almoço para responder e-mails ou ler as notícias?

A intenção neste subpilar é avaliar o que você faz para tornar feliz e harmonioso o momento de comer, não importa se costuma estar sozinho ou acompanhado nessas horas.

Quando falo em compartilhar, é comum pensar que é preciso estar cercado de gente para ter uma refeição agradável, mas não! Muitas pessoas moram sós ou trabalham em casa e, por isso, acabam tendo somente a própria companhia na hora de tomar café da manhã, almoçar e jantar. E tudo bem! Desde que isso não traga tristeza ou distração nem faça engolir a comida com pressa ou comer qualquer coisa em pé, para ficar livre logo, é possível ser feliz comendo sozinho. Até porque, infelizmente, em algumas famílias a hora do jantar, que deveria ser para colocar a conversa em dia e relaxar, é tensa e vira briga. E mesmo na companhia de amigos pode ser que você se sinta observado e julgado pelo que está comendo, o que traz mal-estar. Costumo ouvir isso no consultório.

Gosto de pensar nas refeições como momentos de celebração, de nutrição do bem-estar e das relações, não somente do corpo. O que importa é desfrutar a comida – e a companhia, se houver.

Fala-se muito em desligar aparelhos eletrônicos e telas para estar mais consciente no momento de comer. Isso porque é comprovado que, com a cabeça em outro lugar que não na refeição e na comida, você pode acabar comendo até 30% a mais do que se estivesse prestando atenção. Estar presente no momento de comer é muito importante. Mas não vejo problema em usar o celular ou outra tela se isso não chega a roubar seu foco do momento e das sensações ligadas ao comer. Pode ser até gostoso ligar para um amigo e almoçar virtualmente com ele, não é? Faço bastante isso com meus filhos que estão morando em outro país.

E você, tem tido a oportunidade de fazer das suas refeições momentos de celebração?

AGORA É A SUA VEZ!
Dicas, reflexões e atividades para trabalhar este subpilar:

Coma em um ambiente agradável
Assim como uma cozinha legal é um incentivo para cozinhar mais, sentar-se para comer em um local tranquilo, limpo e acolhedor é fundamental para desfrutar a comida com atenção e prazer. Veja alguns passos para fazer isso:

- Coloque a mesa com carinho e capricho, escolhendo toalha, louças, talheres e travessas de que gosta.
- Ponha uma música gostosa para tocar se quiser.
- Sente-se confortavelmente.
- Controle os estímulos – excesso de barulho, movimento ou iluminação podem distrair e acabar levando a comer mais e rápido.
- Privilegie comer à mesa e com atenção. Evite comer no espaço de trabalho, na frente do computador ou de outras telas, caminhando, enquanto fala ao telefone, dentro do carro ou do transporte público. Essas práticas são cada dia mais comuns, mas distraem da comida, podem fazer comer mais, com pior qualidade e atrapalham a boa digestão.

Não leve problema para a mesa
Nas refeições com colegas de trabalho, em família ou com amigos, aproveite para colocar a conversa em dia, mas evite assuntos polêmicos, que pos-

sam se transformar em discussão à mesa. Faça da ocasião um momento de harmonia! Coma saboreando a comida, devagar e colocando a atenção em sabores, texturas, temperaturas, sem pressa, mastigando bem cada bocado. Falar sobre a comida pode! Mas comentar sobre nutrição nem sempre é necessário e pode virar uma batalha de conceitos. Tente fazer a refeição em um clima tranquilo e não queira ser fiscal do prato ou do corpo de ninguém. Além de desagradável, isso pode gerar consequências muito ruins para a saúde dos outros.

Aproveite sua melhor companhia: você

Não é porque você mora sozinho que não pode compartilhar as refeições. É só aprender a curtir a própria companhia! Mantenha o ritual de montar uma mesa bonita e um ambiente agradável e acolhedor. Às vezes a tendência quando se está sozinho é comer fazendo alguma outra coisa, como ler, mexer no celular ou ver televisão para compensar a falta de alguém com quem conversar. Você pode não perceber, mas isso distrai você da comida e das sensações de satisfação e saciedade. Mas nada de terrorismo! Tem gente que adora jantar enquanto assiste à novela, por exemplo. Não vou proibir, apenas aconselho a estar consciente e não deixar que a TV tire o foco da comida. Coma devagar; a cada garfada que levar à boca, mastigue, saboreie, engula com calma. Enquanto estiver prestando atenção na televisão, descanse os talheres. O importante é estar presente no momento. Outra ideia é comer virtualmente com uma pessoa querida, marcando um horário por Skype, Zoom ou WhatsApp. É uma maneira de compartilhar bons momentos à mesa, por que não?

Crie um hábito em família

Algumas famílias têm dificuldade para conciliar a rotina das crianças e o horário de trabalho dos pais para conseguirem comer juntos todos os dias. Se for o seu caso, não precisa se culpar. Combinem uma refeição do dia para fazerem sempre juntos – isso costuma funcionar bem com o café da manhã ou o jantar. Se não for possível, definam um dia da semana para isso – o jantar de sexta, por exemplo. Faça o máximo para respeitar esse compromisso e permitir que se torne um hábito. Existem estudos que mostram que comer junto é um fator protetor contra obesidade e transtornos alimentares em crianças e adolescentes.

FICA A DICA

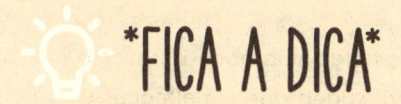

Experimente caprichar na montagem da mesa com uma toalha bonita e talheres bem-arrumados e perceba a diferença na atitude da família ou dos amigos durante a refeição. Compartilhar uma mesa bonita traz sensação de prazer e expectativa de comer bem. Com isso, a fome fica mais tranquila e todo mundo fica satisfeito!

HISTÓRIA REAL

Mantendo distância do terrorismo nutricional

Eu me lembro de uma paciente de 25 anos muito simpática que me procurou no consultório não porque quisesse emagrecer, como a maioria das pessoas faz, mas porque queria entender melhor o que é comer bem. Ela me contou que tinha uma relação tranquila com a comida e sempre tivera um peso saudável. Queria simplesmente conferir se estava tudo bem e desabafou comigo.

"Sabe, doutora Sophie, não suporto mais sair para almoçar com minhas colegas do trabalho. Elas só falam de dieta e de quais alimentos precisam parar de comer para emagrecer. Tento não dar atenção, mas acabo ficando desconfortável e ansiosa, não aguento mais." Pensei que talvez uma alternativa mais tranquila fosse almoçar com os colegas homens do escritório e dei essa ideia. "Ah, é pior ainda. Eles só falam de suplementos!" Fiquei chocada.

Acabei recomendando à moça algo que pode parecer o contrário do que sempre defendo: sugeri que ela almoçasse sozinha. Comer junto é muito bom, desde que a companhia seja agradável, senão não adianta nada. Disse à minha paciente que, sozinha, ela estaria em melhor companhia e pelo menos estaria em paz, a salvo do terrorismo nutricional que, infelizmente, é tão comum hoje em dia.

PERGUNTAS PARA REFLETIR:

- Você tem o costume de planejar suas compras ou decide na hora?
- Onde você costuma comprar seus alimentos: supermercado, mercadinho, feira livre, hortifrúti? Por que escolhe ir a esses lugares?
- Tem o hábito de levar uma lista de compras?
- Quais itens frequentemente são incluídos nas suas compras?
- Você está satisfeito em relação à frequência com que cozinha e come comida fresca e caseira?
- Tem uma cozinha organizada e funcional?
- Quais são suas receitas preferidas?
- Que receitas gostaria de aprender?
- Você costuma se sentar à mesa para comer?
- Come na frente da TV, trabalhando ou enquanto dirige?

PILAR 2: **ALIMENTAR-SE DE OUTRAS ENERGIAS**

Comer é um grande prazer, mas não pode ser a única fonte de prazer e interesse na vida. Ter uma rotina ativa, desfrutar de relacionamentos saudáveis, descansar quando sentir que precisa, dormir bem, cultivar hobbies e outras atividades que enriqueçam o cotidiano é essencial para a saúde do corpo e da mente. Além disso, ajuda a desfocar o pensamento da comida e das preocupações com a aparência e o peso.

Está comprovado que nosso corpo precisa de rotina. Sem horários regulares para realizar as atividades cotidianas, inclusive fazer as refeições, nosso relógio biológico fica bagunçado; o organismo, estressado; o metabolismo, desregulado; e a saúde de modo geral, afetada. Estabelecer uma rotina também é uma forma de ganhar saúde e bem-estar e aderir mais facilmente a novos hábitos.

Subpilar: **Atividade física e lazer**

Ser fisicamente ativo não é se matar na academia, mas mexer o corpo com regularidade. Muitas atividades do dia a dia permitem isso: sair para caminhar, dançar, limpar a casa, subir e descer escadas, andar até o restaurante perto do trabalho na hora do almoço, passear com o cachorro, resolver coisas a pé pelo bairro, etc.

Atividade física é diferente de exercício físico, que pressupõe algo geralmente dirigido para um objetivo ou resultado. O risco, quando o foco é rendimento ou ganhos que têm a ver com o corpo apenas – como definir uma parte específica ou malhar pensando em emagrecer –, é cometer exageros e excesso de cobrança e acabar gerando estresse negativo.

Lembre-se que perder peso não é tão simples como "fechar a boca e malhar". Em excesso, dieta e malhação podem desregular o corpo. Esse é um alerta importante para muita gente que precisa se exercitar, mas tem pouco tempo disponível e acha que resolve o problema correndo na esteira da academia, mesmo odiando a modalidade.

Movimentar o corpo aumenta a disposição, alivia o estresse, mantém o metabolismo ativo e o cérebro, esperto. Mas é importante que a atividade escolhida dê prazer e não seja encarada como uma tarefa obrigatória na agenda. Para além do corpo, introduza outras fontes de energia no dia a dia que não incluam comer: pode ser ler um livro, aprender uma habilidade manual ou um idioma novo, cuidar das plantas, fazer um trabalho voluntário, tricotar ou bordar em ponto de cruz, etc.

> *Cultive seus interesses. Não gaste tempo e dinheiro com dietas; invista naquilo que traz bem-estar e crescimento pessoal.*

AGORA É A SUA VEZ!
Dicas, reflexões e atividades para trabalhar este subpilar:

Mexa-se como puder
Para ser fisicamente ativo não é preciso ir à academia todo dia.

É claro que, se você gosta de academia, ótimo! O que quero dizer é que fazer musculação e correr na esteira não são as únicas práticas válidas para sair do sedentarismo. Tem mais: se não for prazerosa, a atividade pode mais atrapalhar do que ajudar sua relação com o corpo, a comida e a saúde. E você não será fiel a ela por muito tempo.

Ter uma rotina fisicamente ativa, na verdade, é bem mais simples do que muita gente acredita. Você pode se movimentar em casa, na pista de dança, no seu caminho para o trabalho ou o supermercado. Limpar e arrumar a casa, resolver coisas a pé pelo bairro, brincar com as crianças, subir e descer de escada em vez de elevador, pedalar até o trabalho, jogar bola com os amigos, estacionar o carro mais longe do destino e várias outras ações contam.

Anote em um diário ou uma agenda as atividades que fazem parte do seu dia a dia – veja um modelo a seguir – para descobrir onde e quando você está ativo e se pode melhorar incluindo mais movimento. É importante se mexer todo dia! Seja criativo, vá além das atividades que foram descritas aqui e pense como pode tornar sua rotina mais ativa.

Não sabe como começar a fazer atividade física? Comece com 10 minutos de caminhada! Em poucos dias você vai sentir vontade de andar 15, depois 20 minutos, meia hora...

MOVIMENTO/ATIVIDADE	DURAÇÃO	SEG	TER	QUA	QUI	SEX	SÁB	DOM
		DIAS DA SEMANA						
Passear com cachorro	15 min	X	X	X	X	X	X	X
Subir escadas até o apartamento	10 min	X		X		X		
Varrer a casa, arrumar a cama e lavar a louça				X		X		X

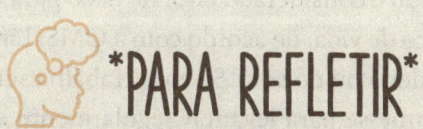

PARA REFLETIR

1. Se você já tem uma rotina de exercícios físicos, seja na academia, em casa ou ao ar livre, questione-se de tempos em tempos: você gosta do que está fazendo? Nota que vem progredindo? Sente falta de malhar quando precisa faltar por algum motivo? Ou treina por obrigação, porque está na moda ou por pressão para queimar calorias e emagrecer? Lembre-se: é importante

ter prazer e sentir-se motivado para que a prática seja sustentável e traga os resultados que você espera. Experimente outras modalidades e troque de atividade se for o caso; o que não falta são opções!

2. Você tem pensado ou prestado atenção em seu corpo enquanto se exercita? Percebe seu corpo de alguma forma? A consciência corporal é uma aliada importante para você entender se está indo bem, se gosta do que faz e quanto esforço físico e mental essa atividade demanda.

3. Apesar da importância de praticar atividade física regularmente, ela não deve entrar na sua rotina de forma exagerada ou como uma maneira de compensar excessos alimentares. Os exercícios são aliados da saúde e devem ser prazerosos. Se você se sente dependente de qualquer tipo de atividade física, talvez seja o caso de conversar com um profissional especializado e habilitado para entender a situação, como um educador físico ou psicólogo.

Levante do sofá

Passar muitas horas por dia sentado é considerado fator de risco para doenças cardiovasculares e eleva o risco de vida, de acordo com a OMS. Limite o seu tempo e o das crianças na cadeira ou no sofá. Se você trabalha sentado na frente do computador, programe-se para levantar regularmente e esticar os músculos, buscar água ou café, dar uma volta pelo corredor. Se for possível, fique em pé enquanto fala ao celular, vá até a mesa do colega do escritório em vez de mandar e-mail ou telefonar e experimente fazer reuniões em pé! Por que não colocar um despertador a cada hora para lembrá-lo de levantar? Incentive também as crianças a brincarem mais ao ar livre e usando o corpo do que na frente do computador, no tablet ou no celular, quando elas normalmente ficam imóveis.

Reserve tempo para o lazer

Ir ao cinema ou um show, deitar-se na grama e ler um livro, viajar, bordar, fazer uma massagem... Encontrar tempo para hobbies e formas de lazer entre as obrigações do dia a dia é um antídoto contra o estresse e a ansiedade e ainda melhora o convívio social e familiar. Cozinhar também pode entrar nessa lista, afinal, é altamente relaxante e funciona como uma meditação, sabia? Tudo isso vai se refletir na sua forma de viver – mais feliz e relaxado. E também no seu comer, porque, mais calmo e equilibrado, a tendência é buscar outras fontes de prazer e bem-estar e assim parar de buscar somente nos alimentos conforto e alívio para as emoções.

Se conseguir aliar o lazer à atividade física – saindo para dançar com os amigos, fazendo uma trilha na mata, caminhando em um parque, pedalando com os filhos –, melhor ainda! A comida pode até fazer parte desses programas (pode comer pipoca no cinema, sim!), mas como coadjuvante. Um piquenique na natureza com a família ou os amigos em que cada um leva uma preparação caseira também pode ser uma boa alternativa de lazer. Viu quantas ideias acabei de dar aqui?

Que tal marcar um café com um amigo querido? Ou dar uma volta no parque, marcar uma massagem, ler um livro? Cuide da sua mente. Faça algo por você!

HISTÓRIA REAL

Vida ativa sem ir à academia

Certa vez eu estava fazendo a avaliação de saúde de uma funcionária dentro de uma empresa e perguntei a ela como era sua rotina de atividade física. Ela respondeu, desanimada:

"Não faço nada." Percebi que ela ganhou uma expressão triste e culpada nessa hora, como se estivesse se sentindo um fracasso total.

Então lhe pedi que me descrevesse como era um dia típico seu e me surpreendi com quanta atividade física ela fazia: levantava-se às 5 da manhã, ia a pé ao curso de inglês, voltava para casa e preparava o café da manhã da família. Depois levava as duas filhas de ônibus para a escola, caminhando pelo menos 15 minutos até o ponto. Da escola, pegava metrô e ônibus para o escritório onde trabalhava, caminhando uns 15 minutos no percurso. Na hora do almoço, ia a pé a um restaurante. E estudava à noite, depois do expediente, e também ia de transporte público.

Expliquei a ela que aquela rotina era bastante ativa, sim, e que ela não precisava ir à academia para malhar; o que ela precisava era descansar. Acho que a ajudei no caminho de ganhar mais saúde e bem-estar. Nossa sociedade foca na academia como o único ou o melhor lugar para malhar, mas não é bem assim!

Subpilar: **Rotina de sono**

Se você se sente bem mesmo descansando poucas horas por noite, tudo indica que não é preciso se preocupar. Mas é bom saber que quando você dorme mal, pouco ou em horários muito irregulares, uma cascata de reações ocorre no organismo, afetando o metabolismo, a produção hormonal, o apetite e o ganho de peso. A falta de sono pode, ainda, fazer com que você coma mais porque se sente cansado e precisando de energia. Dormir é uma necessidade para a saúde e o equilíbrio do organismo. Na busca por um peso saudável, é tão importante quanto comer bem.

Enquanto dormimos, nosso sistema linfático realiza uma "limpeza" interna, removendo toxinas e derivados das atividades desempenhadas durante o dia, o ritmo cardíaco e a pressão arterial são reduzidos e o fluxo de sangue para o cérebro aumenta.

> *Durma bem. Quando o corpo descansa, ele trabalha melhor.*

Cuidar da higiene do sono é essencial quando se busca uma relação equilibrada com a comida e o corpo. Isso vale para todo mundo. Crianças e adolescentes, que estão em fase de crescimento, podem precisar da ajuda dos pais para incorporar uma rotina saudável de sono.

A necessidade de horas de repouso varia de acordo com a idade e questões hormonais. Não existe um número exato de horas de sono que seja válido para todo mundo; é importante considerar a sua individualidade e de quanto sono precisa para acordar descansado e com ânimo para encarar o dia.

AGORA É A SUA VEZ!
Dicas, reflexões e atividades para trabalhar este subpilar:

Você sabe o que é higiene do sono?
Nada mais é do que um conjunto de ações e hábitos diários que contribuem para um sono melhor. Seguindo os passos da National Sleep Foundation, entidade norte-americana referência em pesquisa e educação sobre sono, sugiro pontos importantes:

1. Procure se deitar e levantar habitualmente no mesmo horário, inclusive nos fins de semana. Isso ajuda a regular o relógio biológico e os horários de sono. Seu corpo não sabe o dia da semana, mas entende muito bem o tempo que passa dormindo ou acordado.
2. Se tem dificuldade para dormir ou costuma acordar várias vezes à

noite, evite cochilar à tarde. Uma soneca até pode "recarregar sua bateria" e ajudá-lo a chegar inteiro ao fim do dia, mas pode impedir que durma a noite inteira. Se um cochilo for realmente necessário, procure não passar de 20 minutos e não se colocar no escuro total, o que pode confundir seu cérebro e fazê-lo achar que é noite.

3. Crie um ambiente apropriado para dormir à noite: escuro, silencioso e com temperatura agradável. Isso vai sinalizar para o cérebro que está na hora do descanso. Invista em colchão e travesseiro confortáveis e adequados para o seu peso – caso contrário, podem provocar dores no corpo e prejudicar o repouso.

4. Hábitos e rituais de relaxamento são bons aliados da qualidade do sono. Crie o seu próprio ritual antes de dormir: pode ser um bom banho morno, um chá herbal, meditação, música relaxante. Se você, ao deitar, fica pensando muito em situações que aconteceram ou coisas que pretende fazer no dia seguinte, procure deixar ao lado da cama um bloco de anotações. Coloque ali esses pensamentos e "esvazie" a cabeça para dormir melhor.

5. Bebidas estimulantes (café, chá preto, mate, chá verde) e alcoólicas podem atrapalhar seu sono. Refeições pesadas, muito temperadas ou gordurosas têm digestão mais difícil e também podem reduzir a qualidade do sono. Tente jantar até duas horas antes de ir para a cama e, se sentir fome, faça um lanche leve até meia hora antes de deitar.

6. Só vá para a cama quando for dormir. Se estiver insone ou agitado, mesmo que seja tarde, prefira fazer outras coisas em vez de esperar deitado o sono chegar. Evite trabalhar, estudar ou ficar mexendo no celular na cama; reserve esse lugar para descansar.

7. Diminua a exposição a luzes e telas (celular, tablet e televisão) pelo menos uma hora antes do horário de dormir e, pela manhã, deixe a iluminação do dia ajudá-lo a despertar naturalmente. Esse ciclo de claro e escuro determinado pelo sol é a chave para regular diversos processos hormonais e cerebrais do organismo, além do próprio sono.

8. Evite exercícios intensos antes de dormir. Apesar de produzir endorfinas (hormônios do bem-estar e do relaxamento), fazer atividade de alta intensidade também libera adrenalina (hormônio que nos deixa

alerta) e pode atrapalhar o sono. A prática de exercícios é excelente para a qualidade de vida como um todo, mas procure realizá-los ao longo do dia ou, pelo menos, algumas horas antes do horário programado para dormir. Cada corpo responde de uma maneira diferente a isso; então, se a atividade que já pratica não afeta negativamente seu sono, vá em frente!

9. Não hesite em procurar um médico especialista em sono caso sinta que a baixa qualidade ou a falta desse descanso está prejudicando sua rotina. Mesmo cuidando dos fatores externos, pode ser que haja questões orgânicas que demandam atenção médica.

Checklist antes de dormir

Não tem nada pior do que deitar e não conseguir pregar o olho, não é mesmo? Acabamos ficando irritados, agitados e demoramos mais ainda para adormecer. Muitas vezes não conseguimos dormir porque nossa mente é invadida por pensamentos, emoções, assuntos do passado ou preocupações com o futuro. São sintomas de ansiedade, que nos prejudicam durante o dia e à noite, impedindo ou atrapalhando a chegada do sono e a qualidade do descanso.

Uma dica é criar um ritual que permita ir desacelerando aos poucos e deixar que o sono chegue naturalmente. Proponho que você faça uma checklist das atividades para colocar em prática uma hora antes da prevista para dormir. São somente sugestões; você pode modificar ou acrescentar mais etapas ao seu ritual.

- Desligue televisão, computador e notificações do celular.
- Diminua o número de lâmpadas acesas na casa.
- Coloque uma música tranquila para tocar ou aproveite o silêncio.
- Se quiser beber algo antes de dormir, prepare um chá calmante – maracujá, melissa e camomila são algumas opções. Mas não exagere! Tomar líquidos antes de dormir pode fazer você ter que levantar para ir ao banheiro durante a noite, o que perturba o sono.
- Tome um banho morno antes de deitar.
- Se for ler, escolha um livro com conteúdo leve e dê preferência a livros físicos, e não digitais. Se a leitura for no livro eletrônico, ajuste a iluminação da tela em um nível o mais baixo possível.

Passo a passo: meditação para induzir o sono
Se tiver dificuldade para pegar no sono, experimente meditar antes de ir para a cama. Existem várias técnicas, além de aplicativos com práticas guiadas para quem não está habituado a meditar. Aqui sugiro começar pelo básico. Ajuste um timer para não ficar preocupado com o tempo. O convite é se permitir uma pausa com a finalidade de treinar a mente a focar sua atenção no aqui e agora. Pode ser uma boa ideia fazer essa prática já deitado na cama. Se adormecer durante a sessão, tudo bem!

- Deite em um lugar confortável, feche os olhos e leve a atenção ao ritmo da respiração, tentando inspirar e expirar lenta e profundamente, mas sem tentar controlar a respiração.
- As mãos podem ficar sobre a barriga, acompanhando o movimento de sobe e desce causado pela respiração, ou ao lado do corpo, com os braços estendidos e as palmas para cima.
- Toda vez que perceber que a mente está agitada, apenas volte a observar a respiração, sem se culpar ou achar que está fazendo alguma coisa errada.
- Comece com 5 ou 10 minutos e vá aumentando o tempo à medida que se acostumar.

HISTÓRIA REAL

Dormir bem é tão importante quanto comer bem

Frequentemente atendo pacientes adolescentes acima do peso que são levados ao consultório por pais preocupados. Nem sempre os jovens estão interessados no discurso de melhorar a saúde. Eles não pensam muito no futuro, não querem saber de fazer hoje alguma coisa que só trará resultado daqui a cinco anos. Não adianta usar com eles o mesmo discurso que uso com os adultos.

Nessas consultas sempre acabamos falando da relação entre uso do celular e sono. É impressionante como os adolescentes estão dormindo pior nesse momento de imersão digital; eles vivem conectados à tecnologia, mas desconectados de si mesmos.

Lembro-me dessa paciente jovem com excesso de peso e compulsões. A mãe queria que a filha pesasse o mesmo que ela quando era adolescente e contou que a levara a um médico que havia indicado uma dieta drástica *low carb*. A menina emagreceu, claro, mas depois ficou sem controle diante dos doces. Infelizmente, isso é muito comum. Passar dieta restritiva a crianças e adolescentes pode levar a mais danos do que em adultos.

Quando a menina chegou ao meu consultório mostrava uma grande desconexão com ela mesma: tentava controlar tudo que comia e se descontrolava à noite; estava perdida, anestesiada, sem sentir muita coisa.

Perguntei sobre o sono dela, a que horas ela ia para a cama. "Não durmo muito porque faço parte de um grupo mundial de fãs de uma banda de música e estamos sempre conversando à noite", contou ela. Acabei descobrindo que ela fazia o papel de "amiga psicóloga" para alguns membros da turma no Japão e nos Estados Unidos, onde sempre tinha alguém acordado tarde da noite ou de madrugada.

Expliquei a ela que era preciso ajudar a si mesma se quisesse ajudar os outros. Usei a comparação clássica da máscara de oxigênio no avião: coloque-a primeiro em você e depois ajude seu vizinho de assento. Isso fez muito sentido para ela e foi assim que começamos nossa terapia. Sugeri que ela estipulasse um limite de horário para desligar o celular à noite e conseguir dormir até o dia seguinte. Expliquei também que a falta de sono aumenta o apetite e desperta a vontade de comer alimentos mais carregados de gordura e açúcar.

Esse trabalho de educação sobre o sono ajudou muito a diminuir a compulsão alimentar e também a desconexão que a jovem tinha com o próprio corpo. O recado vale para todas as mães e todos os pais de adolescentes: não incentivem que façam dieta restritiva nesse momento de grande transformação na vida e no corpo nem descuidem da importância do sono. Essas atitudes são a chave para a saúde física e mental.

PERGUNTAS PARA REFLETIR:

- Você está feliz com sua rotina de atividade física?
- Que tipo de exercício lhe traz prazer?
- Você malha porque gosta ou por algum outro motivo?
- Está satisfeito com o tipo e a frequência de exercício ou gostaria de mudar alguma coisa? O quê?
- Você dorme tranquilo ou acha que seu sono é agitado?
- Acorda com facilidade de manhã? Desperta de madrugada?
- Passa o dia bem-disposto ou sente-se sonolento antes de a noite chegar?
- Sabe dizer se a quantidade de horas que dorme é suficiente?

PILAR 3: COMER MELHOR, NÃO MENOS

Comer bem envolve a escolha dos alimentos (quanto mais frescos e variados, melhor), mas também seu comportamento nas várias etapas do comer: da seleção à preparação da comida e ao momento de sentar à mesa. Não tem a ver com evitar um ou outro grupo alimentar ou controlar quantidades.

Quanto mais independência e clareza você tem para fazer suas escolhas, melhor tende a ser a alimentação e maiores as chances de alcançar um peso saudável e sustentável sem recorrer a medidas extremas. Dar-se permissão para comer é uma etapa muito importante no resgate da paz com a comida e o corpo.

Subpilar: Escolher qualidade e variedade

Temos uma variedade infinita de alimentos à nossa disposição e somos onívoros, ou seja, podemos comer de tudo – ao contrário dos animais, que são alguns herbívoros, outros carnívoros, por exemplo. Nosso corpo fica bem nutrido e funciona melhor com uma diversidade de alimentos.

Talvez você conheça pessoas que comem sempre as mesmas coisas, seja porque estão de dieta ou controlando a alimentação – e acham que assim não correm o risco de "sair da linha" –, seja por falta de curiosidade e conhecimento. Essa monotonia alimentar atrapalha o prazer de comer.

Esqueça as regras do discurso nutricional popular, que demoniza certos alimentos e enaltece outros (quase sempre por puro modismo), e simplifique a nutrição. Esqueça a pirâmide alimentar tradicional, elaborada com uma visão reducionista visando macronutrientes e calorias, demonizando a gordura e colocando os carboidratos como base da alimentação.

> *Coma bem! Isso significa comer de tudo, sem culpa, sem restrição, com prazer, escutando suas emoções e sua fome.*

Uma dica simples, que uso muito com meus pacientes, é reconhecer os três grupos alimentares e tentar incluí-los no prato no momento das refeições. Se não conseguir ter os três em alguma refeição, basta incluir na seguinte. São eles:

- **Energéticos:** São fonte de energia, o combustível para o organismo. Carboidratos (arroz, macarrão, pães, açúcar, mel e farinhas) e gorduras (óleos e azeite, manteiga) estão aqui. Doces, que nosso cérebro adora, também estão aqui.
- **Construtores:** São os tijolos das nossas células, os alimentos fonte de proteínas, que promovem a construção e reparação dos tecidos do corpo, como pele, músculos, ossos, cabelo e dentes. Exemplo: carnes (de todos os tipos), ovos, leite e seus derivados (queijos, manteiga, iogurte) e as fontes provenientes dos vegetais, principalmente das leguminosas (feijões, lentilha, ervilha, grão-de-bico).
- **Reguladores:** São as fontes de vitaminas e minerais, que são compostos bioativos essenciais porque participam na regulação de todas as funções do corpo, além de agir na formação dos tecidos. Todos os legumes, verduras e frutas estão neste grupo. O Brasil é um país com uma variedade incrível de opções; vá à feira!

Hidratação também é fundamental. Muitas vezes o que interpretamos como fome pode, na verdade, ser sede. Manter-se hidratado é fundamental para fornecer o líquido de que o corpo precisa para funcionar bem em todos os seus processos. Hidrate-se de preferência com água, água saborizada, água com gás e chás, e diminua o consumo de bebidas doces ou com adoçantes!

AGORA É A SUA VEZ!
Dicas, reflexões e atividades para trabalhar este subpilar:

Experimente novos sabores
Muitos brasileiros têm um consumo reduzido e pouco variado de alimentos de origem vegetal. Uma pena, diante da diversidade de ingredientes

existente no Brasil! É comum as pessoas dizerem que não gostam de determinado alimento sem nunca terem provado ou tendo comido poucas vezes. Precisamos estar abertos a coisas novas! Um mesmo alimento pode ter gostos diferentes em função da preparação dele.

Preparei este exercício para incentivar você ou ajudar a sua família a conhecer novos sabores e ampliar seu repertório na cozinha.

1. Faça uma lista com todos os legumes, verduras e frutas de que consiga se lembrar, mesmo que nunca tenha provado. Se precisar de ajuda para uma relação bem completa, consulte a publicação do Ministério da Saúde em parceria com a Universidade Federal de Minas Gerais neste link: http://bvsms.saude.gov.br/bvs/publicacoes/cozinha_frutas_legumes_verduras.pdf. Em seguida, separe os itens anotados em dois grupos: os que está acostumado a consumir e cozinhar e os que nunca preparou ou experimentou (ou comeu poucas vezes), como no quadro 1 a seguir.
2. Olhando para o segundo grupo, comece escolhendo um item e pergunte-se: por que você não come esse alimento? Não gosta? Não tem acesso fácil a ele? Não sabe como prepará-lo?
3. Em seguida, coloque uma meta de explorar um ou dois novos vegetais do segundo grupo da sua lista por semana. Você pode planejar suas experiências gustativas e registrá-las no quadro 2. Muitas vezes perdemos a oportunidade de variar nossa alimentação pelo fato de não agregar às preparações sal, gorduras (azeite, manteiga, queijos), ervas aromáticas e outros temperos. Antes de falar que não gosta de determinado vegetal, procure entender se seu corpo de fato o recusa e por quê. Tudo bem não gostar de algumas coisas, mas quero incentivá-lo a se aventurar mais pelos sabores e pela experiência de cozinhar.
4. Procure saber mais sobre os alimentos que você nunca experimentou, mas gostaria: em que prestar atenção na hora de selecionar (firmeza, cor da casca, tamanho), como diferenciar o produto verde do maduro, descobrir jeitos diferentes de preparar (refogado, assado, cozido, frito, cru...) e como combiná-lo com outros ingredientes. É uma forma de estimular a curiosidade e expandir as possibilidades de cardápios.

EXPERIMENTE NOVOS SABORES – QUADRO 1

ACOSTUMADO A CONSUMIR E COZINHAR

_____
_____
_____
_____

NUNCA PREPAREI OU EXPERIMENTEI (OU COMI POUCAS VEZES)

_____
_____
_____
_____

EXPERIMENTE NOVOS SABORES – QUADRO 2

NUNCA PROVEI

_____
_____
_____

ESTOU DISPOSTO A PROVAR

_____
_____
_____

PROVEI

_____
_____
_____

FORMA DE PREPARO

_____
_____
_____

GOSTEI
(SIM / MAIS OU MENOS / NÃO)

_____
_____
_____

MANTEREI NO MEU CARDÁPIO HABITUAL

_____
_____
_____

Ponha mais cor no prato

Restaurantes do tipo self-service são uma realidade no dia a dia de muita gente que come fora de casa. Para muitas dessas pessoas, montar um prato equilibrado diante de tanta variedade é um desafio. Se eu puder dar um único conselho para comer bem nesses locais, é o seguinte: faça um prato colorido. É quase certo que, com essa regra em mente, você vai acabar escolhendo mais comida fresca e de qualidade. Legumes, verduras e frutas são em sua maioria coloridos. É claro que você também pode pensar nisso comendo em casa e ao ensinar às crianças a comer alimentos variados.

Acrescente uma saladinha

É possível incluir cor e variedade mesmo nas noites em que você pede comida em casa, sabia? Tenha dentro da geladeira legumes e salada, procure fazer uma degustação de aperitivo enquanto espera o delivery. Exemplos? Gaspacho, homus com palito de cenoura e pepino, guacamole. Pode comprar saquinhos de legumes e frutas já higienizados e cortados. Isso facilita sua vida. E não sinta culpa de pedir comida quando não deu para cozinhar! Já expliquei que uma pizza pode muito bem ser uma refeição completa no que diz respeito aos grupos de alimentos que contém. A marguerita, por exemplo, tem a massa, que é do grupo dos energéticos; o queijo, do grupo construtor; e o tomate, que é dos reguladores.

Enquanto a pizza não vem...

Que tal preparar uma saladinha, que pode ser de tomate fatiado com manjericão, cenoura ralada ou folhas variadas com azeite? É uma boa maneira de consumir mais vegetais e garantir satisfação e saciedade. Aí, quando a pizza chegar, é só saborear.

E por que não fazer isso em outras refeições? Na França é habitual ter uma entrada com *crudités*, que são legumes crus, como cenoura ou pepino, com azeite e vinagre ou molho de iogurte antes do prato principal. Existem mil formas de variar a composição da entrada!

Dê uma chance às frutas

Algumas pessoas têm dificuldades de incluir frutas na alimentação. Uma dica que aprendi com um de meus alunos e achei muito boa para adquirir o hábito de comer mais fruta é explorar as muitas versões delas até chegar à versão *in natura*. Por exemplo, inclua na forma de geleia ou sorvete e vá "evoluindo" até chegar à versão *in natura*. Veja como você pode fazer essa progressão: geleia > sorvete > compota/doce em calda > suco natural > fruta fresca.

Coma entrada, prato principal e sobremesa
Não me canso de dizer que comer bem não é comer pouco. Também não defendo que para perder peso é preciso diminuir as quantidades ou abrir mão de tudo que você acha gostoso. Isso só faz você sair da mesa insatisfeito e com grandes chances de acabar comendo mais para aplacar a frustração. Minha recomendação vai no sentido oposto: coma melhor. Algo que costumo recomendar é retomar o ritual da refeição em três cursos – entrada, prato principal e sobremesa – para sair da mesa satisfeito e saciado e evitar ficar beliscando entre as refeições. Essa é mais uma lição dos nossos antepassados que se perdeu com o tempo, a vida moderna e a cultura de fazer dieta.

Avalie sua alimentação
Quem faz muita dieta normalmente acaba tendo uma alimentação monótona. Você já sabe que eu sou contra a demonização de qualquer tipo ou grupo de alimentos e que defendo que podemos comer de tudo, mas não tudo! É importante dar prioridade à comida fresca e caseira e moderar o consumo de alimentos industrializados.

Esta atividade pretende ajudar você a analisar quanto sua alimentação está equilibrada ou pode melhorar com a inclusão de mais variedade e qualidade.

- Faça um diário alimentar de alguns dias ou uma lista detalhando o que costuma compor café da manhã, almoço, jantar e lanches intermediários, se tiver.
- Em seguida, procure usar cores diferentes para cada grupo alimentar para facilitar a visualização. Acabei de descrever em detalhes os grupos alimentares (energéticos, construtores e reguladores); volte no texto se precisar. É interessante ter alimentos de todos os grupos nas refeições. Se algum deles faltar em uma refeição, basta colocar na seguinte. Nada de terrorismo! O importante é um padrão variado e com qualidade.

- Ao final do exercício, você deve ser capaz de visualizar quanto sua alimentação está diversificada ou se concentra muitos produtos de um mesmo grupo.

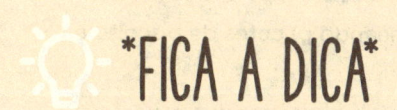

FICA A DICA

O prato tradicional brasileiro é nutricionalmente excelente. A combinação de arroz, feijão, carne e legumes contém todos os grupos alimentares e é basicamente fresco e caseiro. Vamos prestigiar nossa cultura alimentar?

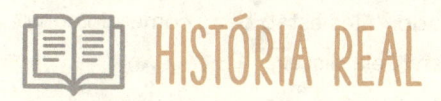

HISTÓRIA REAL

Comida fresca e caseira é a melhor opção

Lembro-me que Marina (nome fictício para preservar a paciente) chegou ao consultório dizendo que fazia dieta desde a adolescência. Ela contou que estava pesando 20 quilos a mais do que quando tinha 20 anos. A moça cresceu no interior de São Paulo, em uma fazenda de onde vinha a maioria dos alimentos que a família consumia: leite direto da vaca, pão caseiro, arroz, feijão e legumes colhidos ali mesmo. Um sonho de consumo para mim, aliás!

Ela me contou que, depois que começou a ler uma revista de "saúde" e a seguir os cardápios publicados, passou a criticar a alimentação dos pais, se achando muito mais saudável. Ninguém na família brigava com a comida ou com o peso, a não ser Marina. Perguntei como era a alimentação dela e logo entendi que ela estava vivendo no terrorismo nutricional: café com leite desnatado, adoçante, torrada light integral com margarina. O dia inteiro ela controlava o que comia e vira e mexe descontava as emoções atacando pacotes de biscoito e barras de chocolate à noite.

Com muito carinho, tentei fazê-la perceber que ela estava comendo basicamente alimentos processados e ultraprocessados e precisava comer mais comida fresca e caseira. Ela ficou emocionada e perguntou: "Posso comer frango assado com batata?" Quando respondi que sim, claro que frango com batata era uma boa opção para o almoço, ela contou que não comia isso havia muito tempo porque nunca constava nos cardápios da revista e, então, ela achava que não podia comer.

Gentilmente, quis saber como estavam os pais dela, se também haviam engordado. "Eles estão bem, comendo como sempre, e não engordaram", ela disse.

Subpilar: Comer com prazer

O prazer é parte fundamental de uma relação saudável com a alimentação e, portanto, da nossa saúde e do nosso bem-estar.

A fiscalização do que pode ou não pode, do que deve ou não comer leva a ter culpa em relação a certos tipos de comida – geralmente as mais gostosas, já reparou? Isso vem das regras rígidas que nos acostumamos a seguir quando o assunto é nutrição. Pare de impor proibições a si mesmo e passe a se permitir comer sem medo e sem culpa. A permissão é libertadora quando se trata de alimentação e traz paz, fazendo você ter uma atitude mais tranquila. O resultado disso normalmente é comer menos. Sim, menos! Quando se tem permissão para comer, evitam-se excessos porque a pessoa sabe que amanhã será possível comer de novo se quiser.

> *Comer de maneira consciente melhora sua relação com a comida e com o seu corpo.*

Não estou propondo que você simplesmente coma tudo que tiver vontade daqui por diante. Comer com prazer não é comer com gula. Mas também não recomendo focar só naquilo que acha que deve consumir porque supostamente é saudável. Escolhas muito racionais geralmente vêm carregadas de julgamento. Cuide-se e coma aquilo de que gosta, em paz, sem tanta restrição a ponto de abrir mão de tudo que traz prazer.

Quem já fez muita dieta geralmente come depressa e pode ter desenvolvido uma espécie de medo de que a comida acabe ou falte. Quando comemos muito rápido, a tendência é comer mais porque nos distanciamos dos sinais do corpo e, muitas vezes, não curtimos o alimento. Coma melhor, coma prestando atenção, devagar, em porções pequenas (você pode repetir se quiser!), tomando o tempo de mastigar bem cada bocado antes de engolir e prestando atenção à textura, à temperatura e ao sabor, de maneira relaxada.

AGORA É A SUA VEZ!
Dicas, reflexões e atividades para trabalhar este subpilar:

Vivência de comer com consciência
Quem faz muita dieta e segue regras rígidas de alimentação acaba comendo de maneira controlada e se distanciando do comer em paz e com prazer. Ao separar os alimentos entre o que pode e o que não pode, entre bons e ruins, que engordam ou não, comer se torna um sofrimento e uma confusão na cabeça das pessoas. Por isso não concordo em classificar os alimentos assim. Para mim, existem apenas alimentos.

Convido você a praticar a seguinte experiência de comer com consciência. Escolha um alimento de que você gosta mas costuma evitar porque acha que engorda ou faz mal. Pode ser, por exemplo, um doce que você adora, mas não se permite comer e, quando consome, come com exagero, culpa, tristeza ou raiva de si mesmo.

Escolheu seu alimento? Está pronto para começar?

- Comece com três respirações profundas, levando sua atenção aos movimentos do corpo quando você inspira e expira. Os olhos podem estar fechados ou semiabertos. Quando surgirem pensamentos, calmamente leve a atenção de volta à respiração. É normal ter muitos pensamentos!
- Diante do alimento escolhido, exercite a mente de principiante: observe-o com curiosidade, como se nunca o tivesse visto ou consumido antes, como se não soubesse nada sobre ele.
- Tente se conectar com seu corpo e perceber o que ele pode estar dizendo. Será que está com fome? Quer comer algo específico? Ou necessita de outro cuidado, como beber algo?
- Coloque um pedaço do alimento na boca e, sem pressa e sem distrações, mastigue-o completamente, buscando saboreá-lo e sentindo as características de temperatura e textura.

Ainda nessa dinâmica, pense sobre as seguintes questões, anotando suas reflexões, se quiser:

- *Por que evita comer esse alimento?*
- *Que emoções e sentimentos o alimento traz?*
- *Ele remete a alguma lembrança? Boa ou ruim?*
- *O que pode acontecer de ruim se consumi-lo?*
- *E o que pode acontecer de bom?*

Esse exercício coloca você no momento presente, sem julgamento, e ajuda a construir uma relação mais tranquila com o alimento desejado. Afinal, nenhum alimento é bom ou ruim; o que precisa mudar é a sua relação com ele.

Fazer essa prática várias vezes ajuda a desenvolver a habilidade de estar atento e presente a maior parte do tempo. Quando estamos desatentos, é como se não estivéssemos em nós. Quando você está atento ao comer, vê que não precisa comer rápido e em grande quantidade, pois se permite saborear e ter satisfação com a comida. Senão, irá agir sempre no automático, fazendo aquilo a que está acostumado e deixando-se levar pela culpa inconsciente.

Então? Com qual alimento você quer fazer as pazes e voltar a comer?

Liberte-se da culpa

Como foi a sua experiência com a prática anterior? É importante reconhecer como o tempo todo estamos julgando o que comemos segundo os padrões impostos pela nossa sociedade, que propaga regras rígidas do que comer ou não comer. Isso nos tira a liberdade e o prazer e nos leva a fazer escolhas erradas, deixando de consumir coisas de que gostamos por acreditarmos que engordam, fazem mal ou vão nos fazer perder o controle.

Muitos usam a prática de comer consciente com o brigadeiro: na cultura brasileira, o docinho é praticamente sinônimo de comida afetiva, memória de infância e comemoração, mas também traz desconforto emocional por ser associado a uma comida "proibida" e, portanto, a culpa, a raiva, a arrependimento, a perda de controle. Mas será que o brigadeiro é tudo isso de mau? Será que não é saudável?

Para ajudá-lo a refletir, eu pergunto: o que é mais saudável, uma folha de salada ou um brigadeiro?

A resposta é: depende da situação. Se você está em uma festa de aniversário e, para evitar um brigadeiro, pede uma salada ao anfitrião, isso não é saudável. É normal comer brigadeiro em festa de aniversário! Agora, se você chega em casa e, por frustração ou ansiedade, acaba comendo uma caixa inteira de brigadeiros, aí sim pode não ser saudável.

É muito normal que isso aconteça, diante de tantas restrições e informações sobre o que podemos ou não comer. Junto com a culpa por ter atacado aquele alimento "do mal" vêm os sentimentos de fracasso, impotência e raiva, levando a uma relação conturbada com o alimento, muitas vezes acompanhada de mais excessos.

O que fazer com essa culpa?

Acolher e estar atento – ou seja, tomar consciência de que você pode, sim, comer sem julgamentos. Isso é libertador.

Comer não é só se nutrir. É também uma festa, um ato social, um momento mágico que alimenta o corpo e a alma.

HISTÓRIA REAL

Permitir-se comer de tudo é mágico

Recebo muitos pacientes que se dizem viciados em determinado alimento: na maioria das vezes é o açúcar, o doce, o chocolate, o sorvete. Uma vez, uma delas, que vivia uma relação complicada com o chocolate, chegou depois de algumas sessões e perguntou: "Doutora Sophie, o que você fez no meu cérebro? Agora que posso comer chocolate, não quero mais!" Eu respondi que não tinha feito mágica nenhuma, é claro, pois não tenho esse poder. E expliquei que a "mágica" era ela se permitir comer. Sim, a permissão para comer, quando vem de dentro, é libertadora.

Quando temos permissão para comer o chocolate, não é preciso fazer despedida quando comemos, pois podemos comer amanhã, se quisermos. A permissão de comer leva à permissão de não comer!

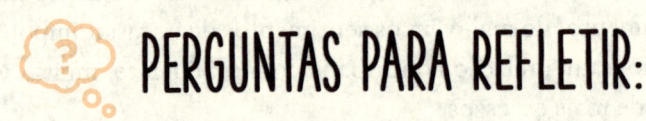

PERGUNTAS PARA REFLETIR:

- Como você escolhe o que coloca no prato?
- Procura incluir todos os grupos em suas refeições?
- Conhece os locais na sua cidade onde pode encontrar alimentos frescos?
- Gosta de experimentar sabores novos?
- O que leva em consideração para decidir comer ou não alguma coisa?

- Quando come, tem prazer?
- Existem alimentos de que você gosta, mas por algum motivo evita comer?
- Antes de comer alguma coisa, você se pergunta se pode ou deve? Confere calorias e nutrientes antes de consumir um alimento?
- Você sentiu tristeza, medo, raiva ou outra emoção ao comer?
- Você tem feito restrições alimentares por decisão própria?
- Você considera a alimentação parte do seu cuidado com a saúde?

PILAR 4: TER CONSCIÊNCIA DA FOME/SACIEDADE E DA NUTRIÇÃO

Para muitos nutricionistas, este é o aspecto da saúde alimentar mais desafiador na hora de trabalhar com os pacientes. Ele envolve usar a autopercepção, a presença e a consciência no momento de comer.

Comer consciente tem a ver com reconhecer e respeitar os instintos do corpo, acolhendo, e não julgando o alimento como bom ou ruim. É também conseguir se alimentar em paz quando se está com fome ou vontade e saber parar quando se perceber satisfeito.

> *Escute e respeite sua fome, faça dela sua aliada.*

Fazer dieta restritiva e seguir regras pseudocientíficas de nutrição, daquelas que aparecem o tempo todo nas redes sociais, nos blogs e nas revistas, só serve para nos desligar do corpo e dos sinais que o cérebro envia quando está com fome ou já está saciado. Com isso, deixamos de reconhecer a sensação de fome e corremos o risco de confundir fome com tristeza, ansiedade ou outros sentimentos; isso é o comer emocional. Perdendo essa conexão com o corpo, não só acabamos comendo mais como transformamos o comer em uma tarefa complicada, às vezes uma obrigação e até um sofrimento na rotina, quando deveria ser um prazer.

Subpilar: Sentir-se nutrido

Sentir-se nutrido não é comer "saudável" nem perfeito, muito menos seguindo regras do tipo comer cinco porções de frutas e legumes por dia ou se alimentar de três em três horas. Tudo isso mais atrapalha do que ajuda a cuidar verdadeiramente de nós.

Lembre-se de que a função da alimentação não é só abastecer o corpo, mas também aproveitar o momento para cuidar de emoções e sentimentos. Sendo assim, nem todas as vezes que paramos para comer estamos atendendo a uma fome fisiológica, aquela do corpo pedindo alimento. Às vezes comemos para aplacar a tristeza, para socializar ou simplesmente porque estamos com vontade. Nada disso é errado. O problema é seguir regras externas e ignorar o que o corpo está pedindo.

Por exemplo, muitas pessoas que decidiram cortar carboidratos do cardápio terminam a refeição insatisfeitas, mesmo tendo matado a fome. Isso acontece porque, quando você não escuta a fome, ela continua gritando, cada vez mais forte. Não tente enganá-la! Você pode esvaziar o prato e sentir-se saciado, mas continuar insatisfeito, querendo comer alguma coisa.

> **Não engane sua fome. Seu cérebro comanda tudo e tentar enganá-lo pode aumentar seu apetite.**

O caminho para se relacionar melhor com a comida é colocar atenção no ato de comer, observando o que está sentindo naquela hora e sabendo que comemos por diversas razões: fome física, vontade, oportunidade, emoções ou distração. Sempre trabalho com quatro tipos de fome. Aprender a identificar, acolher e respeitar cada uma em situações diferentes é o caminho da paz com o corpo e a comida.

- **Fome fisiológica:** é a fome do corpo pedindo comida. Qualquer alimento de que você goste pode saciar essa fome. Ela pode se manifestar de várias formas. Há relatos de pessoas dizendo que sentem o estômago roncar ou até doer, outros têm dor de cabeça ou mudança de humor. E você? Como sabe quando está com fome física? Vale a pena prestar atenção e se reconectar com essas sensações. Respeite a sua fome física como se fosse uma joia.
- **Fome social:** é relacionada a uma situação, a um evento social, como uma festa de aniversário, um *happy hour* ou momentos como a ceia de Natal, por exemplo. Nessas situações, é normal comer mais e de forma distraída, porque o alimento está ali na nossa frente, parece gostoso e temos curiosidade. O que não é desculpa para deixar de prestar atenção nas escolhas. Antes de comer, pense: este bolo vale a pena? Se não é gostoso, por que comê-lo?
- **Fome específica ou vontade:** é o desejo de degustar um alimento determinado. Está ligada ao prazer e à memória de algum momento ou

alguma época, como a infância. É normal ter vontades e é importante se permitir atendê-las. Há uma frase que repetimos muito para os pacientes em tratamento no ambulatório de transtornos alimentares: "Vontade assumida não vira compulsão." Quer dizer que quando você se permite comer, a vontade se satisfaz e não precisa de muita quantidade. A vontade é específica e não é urgente.

- **Fome emocional:** é uma das fomes que mais fazem ganhar peso. Ela é urgente e faz você comer para aliviar a ansiedade ou a tristeza, por exemplo, geralmente em grande quantidade e de forma impulsiva. Ou seja, faz você comer por outras razões que não fome ou vontade. Não é facilmente saciada ou satisfeita e pode deixar aquela sensação de "Não era bem isso que eu queria". Como sempre falo, nunca é brócolis que mata essa fome, e sim alimentos geralmente "não permitidos" que trazem sensação de recompensa e energia rápida.

Não tenha medo da sua fome. É ela que nos avisa quando nosso corpo precisa de energia.

AGORA É A SUA VEZ!
Dicas, reflexões e atividades para trabalhar este subpilar:

Experimente fazer um diário alimentar
Essa é uma ferramenta ótima para ganhar consciência sobre como você come e monitorar seu comportamento alimentar e seus automatismos. Já recomendei aqui fazer um diário simples para ganhar consciência de como vem se alimentando. O que estou sugerindo agora é um diário mais completo, com mais colunas, ou seja, com algumas reflexões a mais antes e depois de comer, a fim de avaliar (com notas de 0 a 10) sua fome e sua saciedade. Você também vai anotar sentimentos e pensamentos, ou seja, entrar mais em contato com suas emoções e seu comportamento ao comer.

Para fazer as pazes com a comida, é importante reconectar-se com o corpo e suas sensações. Ao registrar informações objetivas de cada refeição (o que comeu, quando e com quem) e as sensações ligadas a ela, você estará se observando, se conhecendo e tentando identificar onde estão suas maiores dificuldades para conseguir comer melhor.

Lembre-se: a finalidade do diário não é ser um fiscal! Ele é um aliado na sua caminhada para o autoconhecimento. Ao escrever no seu, seja curioso e observe-se com gentileza e sem julgamento.

DIÁRIO ALIMENTAR

Data: __/__/__ Dia da semana: S T Q Q S S D Atividade física: _____

Horário	Fome 0-10	Alimentos e quantidade	Saciedade 0-10	Lugar/ Com quem	Pensamentos/ Emoções

Se você acha que não sente fome ou não reconhece quanta fome está sentindo, lembre que não existe resposta certa ou errada – é o que você sente! Quem neste mundo sabe melhor que você quanto de fome você tem agora? Não terceirize sua fome e reconecte-se com ela. Este exercício diário é uma excelente ferramenta para isso.

COMO CLASSIFICAR A FOME E A SACIEDADE

FOME	CLASSIFICAÇÃO	SACIEDADE
0	Absolutamente estufado. Não cabe nem uma gota de água!	10
1	Tão cheio que dói. Passando mal.	9
2	Muito cheio. Precisei abrir o botão da calça!	8
3	Começando a me sentir desconfortável.	7
4	Comi um pouco demais.	6
5	Perfeitamente confortável.	5
6	Começando a ficar com fome.	4
7	Com sinais físicos para comer. Estômago roncando!	3
8	Com muita fome. Sentindo tontura.	2
9	Faminto. A fome até parece que passou...	1
10	Com fome de leão!	0

DICAS: Ouça mais os sinais do seu organismo em relação à fome e à saciedade e respeite-os. Quando comemos, mastigamos e a comida chega ao intestino. Isso aciona um processo de liberação de informações indicando que não precisamos comer mais. Esse processo demora algum tempo. São necessários 20 a 30 minutos para o cérebro receber a mensagem. Assim, se você comer muito rápido, precisa comer mais para ficar satisfeito e se sente cheio depois.

Conecte-se com sua fome

Além de usar a escala de fome e saciedade, treine prestar atenção ao seu comportamento e a seus pensamentos diante de uma refeição, um alimento e no momento em que abre a geladeira em busca de alguma coisa para comer. Faça a si mesmo perguntas do tipo:

- *Estou com fome?*
- *Como está minha fome (pouca, média, muita)?*
- *Como estou me sentindo agora?*
- *É isto que quero comer?*
- *Será que estou no piloto automático ou estou consciente da minha fome?*

Suas respostas vão ajudar a identificar se o que sente é fome física, emocional ou vontade de comer alguma coisa específica. Não é errado sentir uma ou outra; todas as sensações são parte do comer. Mas aprender a escutar sua fome e respeitar o que você está sentindo enquanto come é uma parte importante do processo de resgatar a conexão com seu corpo.

Além de conversar com você mesmo, fique atento a estas dicas:

- **Coma a intervalos regulares.** Não precisa ser de três em três horas, mas também não é bom tomar café da manhã e só voltar a se alimentar no jantar. Comer com regularidade ajuda a recuperar os sinais de fome que muita gente perde ao fazer dieta, além de evitar ficar beliscando ou compensar comendo muito depois de um jejum prolongado.
- **Não tenha medo da sua fome.** Sentir fome é natural e saudável, e respeitar sua fome é fundamental para ter uma relação equilibrada com a comida. Pare de impor restrições ou dietas a si mesmo e às crianças.
- **Não negue sua fome.** Fazemos isso, por exemplo, quando nos privamos de comer estando com fome ou comemos sem estar realmente com fome. Também é uma forma de negar a fome quando você bebe água tentando enganá-la e quando dá um chega para lá na sensação de estômago roncando porque quer terminar só mais uma tarefa no trabalho. Desrespeitar sua fome assim atrapalha sua comunicação com seu corpo.

8 dicas para comer consciente

Comer com atenção plena é uma maneira eficiente de restabelecer a conexão com nossas sensações de fome e saciedade. É a chave do peso saudável.

1. Ao se sentar para comer, respire calmamente algumas vezes. Mantenha uma postura relaxada. Relaxada não é jogada na cadeira, mas confortável e livre de tensão.
2. Olhe para os alimentos disponíveis com curiosidade e pergunte-se: quais opções me agradam? Quais atendem à minha fome nesta refeição? Como está minha fome?
3. Sirva-se de pequenas porções e, se quiser, fique tranquilo para repetir.
4. Sirva-se de acordo com a sua fome. Em casa, prefira usar pratos, copos e talheres pequenos. Em restaurantes por peso é comum que esses utensílios sejam grandes demais justamente para incentivar o cliente a colocar muita comida no prato. Fique atento.
5. Mastigue devagar e várias vezes, percebendo o alimento (texturas, temperaturas e sabores) dentro da boca. O cérebro demora cerca de 20 minutos depois que você começa a mastigar para entender que o estômago está cheio. Se comemos muito rápido, não nos damos tempo para identificar o sinal de saciedade e podemos comer demais.
6. Se perceber dificuldade em estar presente na mastigação, experimente trocar os talheres de mão. Assim você sai do modo automático e dedica mais atenção à ação de levar comida à boca.
7. Descanse os talheres enquanto mastiga cada bocado. Converse, tome pequenos goles de água e limpe os lábios para aumentar sua percepção na hora de comer.
8. Evite o uso de eletrônicos enquanto se alimenta. Experimente uma música agradável, algo que proporcione um ambiente relaxante.

Desvende sua saciedade

Saciedade é aquele conforto que sentimos depois de uma refeição. É a resposta do cérebro dizendo que nossos estoques de energia foram repostos com sucesso e podemos parar de comer. Quando comemos muito rápido e sem atenção, perdemos a capacidade de detectar esse sinal e acabamos comendo com exagero. Questione-se:

- *Quais alimentos me mantêm saciado por mais tempo?*
- *Quais me satisfazem mais e quais não me dão satisfação – mesmo que proporcionem saciedade?*
- *Quando tenho muita fome, demoro mais ou menos tempo para alcançar saciedade depois de comer?*
- *Quanto tempo dedico às refeições?*
- *Continuo pensando em comida logo depois de levantar da mesa?*
- *Como posso organizar minhas refeições no dia a dia de modo a conseguir comer bem e com variedade, respeitando minha fome e ficando saciado?*

Reconheça suas emoções para lidar melhor com o comer emocional

Descontar problemas, frustrações, tristeza, ansiedade e outras emoções comendo é o que chamamos de comer emocional. Quanto mais dietas e restrições, quanto mais desequilibrada é nossa relação com a comida, mais difícil fica separar a fome emocional da fome fisiológica. Proponho a reflexão a seguir para você aprender a identificar quando o comer está sendo usado como muleta para aliviar algum tipo de sofrimento e, então, buscar respostas mais adequadas para as emoções.

SITUAÇÃO	EMOÇÃO	EM VEZ DE AGIR ASSIM (atual)	TENTE ASSIM (sugestões)
Estou sobrecarregado no trabalho.	Cansaço	Comer	Delegar tarefas; rever prioridades; dormir mais cedo. Outros _____
Um amigo descobriu uma doença grave.	Tristeza	Comer	Chorar; conversar com um amigo; rezar. Outros _____
Estou desempregado e na expectativa de ser chamado para uma vaga.	Ansiedade	Comer	Fazer atividade física; ler; meditar. Outros _____
Outras situações _____ _____ _____	_____	_____	_____ _____ _____

Aproveite para investigar mais a fundo e descobrir como você vem lidando com sua fome emocional no dia a dia:

- Você costuma comer em excesso quando está triste ou chateado?
- Perde o controle ao comer depois de um dia estressante?
- Busca alimentos gordurosos e doces para se consolar?
- Recorre à comida quando está se sentindo sozinho ou entediado?
- Desconta na comida as preocupações que o deixam ansioso?

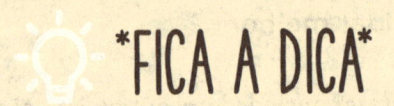

FICA A DICA

A reconexão com os diferentes tipos de fome não acontece de um dia para o outro. O importante é se dar tempo e treinar ser gentil consigo mesmo. Se você sente que tem dificuldade ou perde o controle com frequência, é importante buscar ajuda profissional individualizada.

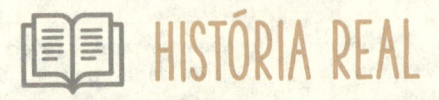

HISTÓRIA REAL

Encontrando outras formas de aliviar as emoções

Eu me lembro de uma paciente jovem que queria emagrecer e costumava atacar principalmente os doces à tarde e à noite. Claramente havia ali muito comer emocional envolvido, depois de anos fazendo dietas restritivas. Ensinei a ela como fazer um diário alimentar para que começasse a perceber o que estava sentindo em cada episódio de descontrole frente às guloseimas. Incentivei-a a se perguntar "Eu tenho fome de quê?", com o intuito de aprender a reconhecer essa fome emocional e lidar melhor com as emoções sem se jogar nos doces para aliviar a dor.

Um dia ela chegou à sessão me contando que tivera um fim de semana muito ruim. Havia encontrado o ex-namorado flertando com outra mulher e ficou abalada. "Chorei o fim de semana inteiro", disse. Para provocar, falei: "Que bom!" Ela não entendeu por quê, então expliquei: "Isso quer dizer que você chorou em vez de comer para aliviar o que estava sentindo, não é verdade?" Ela me olhou, surpresa, e abriu um leve sorriso de vitória: "É verdade!"

Estávamos a caminho do comer melhor.

Subpilar: **Saborear a comida**

Comer é um prazer e, como todo prazer, merece ser desfrutado. Quando comemos muito rápido, a tendência é comermos mais porque nos distanciamos dos sinais do corpo e, pior: sem curtir o alimento. Quem já fez muita dieta normalmente come depressa demais porque, internamente, desenvolveu uma espécie de medo de que a comida acabe ou falte.

Coma devagar, em porções pequenas (você pode repetir se quiser!), mastigando bem cada bocado antes de engolir e prestando atenção na textura, na temperatura e no sabor, de maneira relaxada. O ambiente, que deve ser de preferência limpo e sossegado, e a companhia também fazem parte de saborear a comida.

AGORA É A SUA VEZ!
Dicas, reflexões e atividades para trabalhar este subpilar:

Um exercício simpático

Gostaria de sugerir um exercício muito simples com um alimento bem básico: uva-passa. Não tem em casa? Pode fazer com outra fruta seca ou fresca ou com qualquer outra coisa que tiver sabor, como um pedaço de chocolate ou algo salgado. Você pode fazer o exercício em qualquer lugar.

- Você vai precisar de três unidades de uva-passa.
- Pegue uma delas e coloque na palma da mão ou entre o polegar e o indicador. Concentre-se nela pelo toque. Consegue sentir o peso da fruta? Como é a textura? É mole ou dura? Seca ou úmida?
- Olhe a uva-passa, examinando-a com atenção, como se fosse a primeira vez que visse uma. Examine o tamanho, as cores, o brilho, o formato e os sulcos. É apetitosa? Ela forma uma sombra na palma da mão?
- Aproxime-a do nariz e perceba o que sente a cada inspiração. Como é o aroma? Se não houver nenhum, note isso também.
- Leve a fruta devagar até a boca. Coloque-a na boca e observe o que a língua faz para recebê-la. Sem mastigar ainda, note as sensações de tê-la na língua e possíveis sabores diferentes (doce, azedo, amargo...). Depois de explorar a fruta por um tempo na boca, mastigue calmamente e só engula quando sentir que a fruta está se desfazendo.
- É importante que você leve sua atenção à respiração e tente se conectar com o seu corpo: sinta o que ele pode estar dizendo, será que está com fome?
- Depois de refletir um pouco, pegue mais uma uva-passa e coma normalmente, como faria antes do exercício. Temos a tendência de pegar um punhado e engolir sem saborear, percebe?
- Por fim, olhe para a terceira uva-passa e decida se quer ou não comê-la.

O interessante deste exercício é perceber que com uma simples uva-passa é possível ter uma experiência rica, não é verdade? Passe alguns minutos anotando suas percepções, sem pressa nem julgamento.

Esta atividade é uma provocação para você notar quanta coisa acontece quando estamos comendo, mas não nos damos conta. Quando você está presente e coloca atenção plena no momento de comer, entra em contato com o alimento usando seus cinco sentidos: tato, visão, olfato, paladar e audição.

Veja alguns comentários que podem surgir da experiência:

"Nunca tinha percebido que uva-passa tem esse cheiro."
"Achei que fosse querer cuspir, mas é docinha, gostosa."
"Senti mais gosto nessa única uva-passa do que no punhado que geralmente coloco na boca sem perceber."
"Achei gostoso, comeria mais algumas."

FICA A DICA

O mesmo princípio de colocar atenção plena na degustação da uva-passa pode ser usado na preparação de um prato (sinta a consistência e o peso da comida sendo mexida na panela, a temperatura, o aroma, os sons...), colocando a mesa de refeição e até lavando a louça depois de comer.

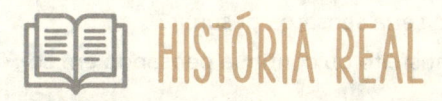

HISTÓRIA REAL

Escute seu corpo, ele sabe do que precisa

Uma jovem paciente veio até mim com um longo histórico de fazer dieta e muitos episódios de compulsão alimentar. Depois de algumas semanas de tratamento, quando ela já não tinha mais episódios de compulsão, propus à moça uma experiência com a finalidade de ajudá-la a fazer as pazes com a comida.

Pedi a ela que escolhesse um alimento diante do qual ela tinha a impressão de perder o controle e que tinha dificuldade de comer um só – ela escolheu bisnaguinhas, aqueles pães macios. A ideia era colocar como meta comer quantas bisnaguinhas ela quisesse no café da manhã, mas que tentasse comer com atenção plena, saboreando o pãozinho.

Na sessão seguinte, ela chegou contando o resultado: "No primeiro e no segundo dia comi seis bisnaguinhas. No terceiro, comi quatro e no quarto, só duas. E sabe o que eu descobri? Que não gosto tanto assim de bisnaguinhas."

Está vendo? Aprendendo a comer com consciência e treinando a escuta do que o corpo quer e não quer, você transforma sua relação com a comida.

PERGUNTAS PARA REFLETIR:

- Você, na maior parte das vezes, come porque quer ou porque precisa? Escolhe os alimentos pensando no que está com vontade ou no que acha que seria sensato consumir?
- Depois que come, fica satisfeito ou continua pensando em comida?
- Que alimentos ou refeições trazem a sensação de estar bem nutrido?
- Quando escolhe os alimentos, você se baseia nos componentes e nutrientes que contêm?
- Você diferencia grupos alimentares como mais ou menos nutritivos?
- Já saiu da mesa para não ter contato com alimentos que julga proibidos?
- Você come com calma, mastigando e sentindo o gosto da comida?
- Ou coloca uma garfada na boca já olhando para a seguinte e engolindo com pressa?

PILAR 5: PENSAR SUSTENTÁVEL

Nosso corpo é vivo e não para de evoluir ao longo da vida. Passa por fases de intenso desenvolvimento, como a puberdade, mas mesmo assim não muda de um dia para outro; o período de transformação demora alguns meses.

Quem está vivendo de dieta restritiva com o intuito de emagrecer quase sempre tem pressa para ver resultados. É verdade que as dietas funcionam no começo e o sucesso delas é avaliado pelo peso perdido na balança. Mas nenhum método que seja drástico, extremo ou prometa resultados que pareçam sensacionais pode ser sustentável a médio e longo prazo quando se trata de perda de peso e mudança de comportamento. Guarde essa informação sempre com você.

Seja paciente. Não acredite em milagre quando o assunto é perda de peso.

O organismo precisa de tempo para se adaptar a mudanças de hábitos. E esse tempo é próprio dele; não adianta querer acelerá-lo fechando a boca e malhando ou recorrendo a dietas ou produtos arriscados.

A ideia de perder muito peso em pouco tempo pode deixá-lo animado, mas não é algo sustentável a longo prazo e ainda pode resultar em sensação de fracasso depois que o peso voltar. Seja paciente e realista ao estabelecer metas de emagrecimento e mudança de hábitos. Nessa jornada, o mais importante é obter progresso, não perfeição. Vá com calma e comemore cada vitória.

Subpilar: Metas realistas

Você tem estipulado metas realistas no seu processo de mudança de hábitos? Ou pega pesado consigo e se coloca objetivos distantes da realidade atual?

Atendo muita gente que chega ao consultório já com uma meta de quilos que deseja perder, às vezes até com o prazo em que quer chegar lá! "Quero emagrecer 10 quilos para um casamento daqui a três meses", por exemplo. Talvez alguns profissionais possam vender a eles uma solução, mas quem estuda a fisiologia do corpo sabe que esse objetivo não é possível. Pelo menos não de forma saudável e sustentável. Perder peso não é uma questão de matemática nem o corpo é modelável ao nosso gosto. Da mesma forma, estipular metas grandiosas assim que você inicia um processo alimentar tem grandes chances de não funcionar e acabar gerando frustração. Pegue mais leve com você.

AGORA É A SUA VEZ!
Dicas, reflexões e atividades para trabalhar este subpilar:

Um passo de cada vez

Gosto de pensar em metas como os passos necessários para chegar a um objetivo maior. Quando se tem um longo caminho a percorrer, não adianta imaginar que será possível passar do zero ao destino final de uma vez só. É como decidir correr uma maratona: ninguém sai do sedentarismo e, de cara, consegue cruzar a linha de chegada dos 42 quilômetros, certo? É preciso preparar o corpo e treinar muito.

Quando suas metas têm a ver com reeducação alimentar e mudança de hábitos de vida, é a mesma coisa. Não dá para esperar mudar da noite para o dia comportamentos de uma vida inteira ou de muitos anos. É mais eficiente "quebrar" metas grandes em metas menores e mais facilmente realizáveis. Por exemplo, pense em alguém que não come nenhuma fruta, mas tem como objetivo adquirir esse hábito. Colocar como meta comer três frutas por dia logo de início seria realista? Certamente não, e o mais provável é que a pessoa fique frustrada, já que dificilmente conseguirá cumprir. Talvez uma fruta no café da manhã fosse mais possível e, portanto, sustentável. E, com o tempo, ir aumentando a frequência, a quantidade e a variedade de frutas. Não parece mais realista?

Tenha metas realistas! Cada passo é uma vitória no caminho para uma vida mais saudável.

Para saber se suas metas são realistas, sugiro o seguinte exercício:

Escreva sete metas que vêm à sua cabeça quando o objetivo é melhorar sua relação com a comida. Anote também em quanto tempo você acha razoável ou deseja alcançá-las.

META 1 _____ PRAZO _____
META 2 _____ PRAZO _____
META 3 _____ PRAZO _____
META 4 _____ PRAZO _____
META 5 _____ PRAZO _____
META 6 _____ PRAZO _____
META 7 _____ PRAZO _____

Em seguida, responda sim ou não para as seguintes questões:

	SIM	NÃO
Alguma meta se refere ao seu peso?		
Alguma meta diz respeito a ir à academia ou malhar?		
Alguma meta implica cortar algum tipo de alimento ou restringir sua quantidade?		
Alguma meta está expressa em quilos?		
Alguma meta fala em intervalos predefinidos para fazer as refeições?		
Os prazos para realização das metas estão expressos em dias ou semanas?		
Alguma meta tem data determinada para ser atingida?		

Se você respondeu mais SIM do que NÃO, existe uma grande chance de suas metas não serem realistas e você ainda apresentar uma forte mentalidade de dieta. Repense os seus hábitos e crenças e introduza mudanças simples de comportamento, que possam ser colocadas em prática desde já. Por exemplo:

- Incluir vegetais na maioria das refeições
- Preferir comida caseira e fresca
- Dormir mais cedo
- Caminhar mais
- Respirar com consciência
- Comer sem distrações
- Comer quando estiver com fome
- Parar de comer quando estiver satisfeito

Percebe que nenhuma das ações acima tem prazo para ser concluída e que nenhuma determina quantos quilos você deve pesar ou emagrecer? Agora refaça a atividade tentando repensar suas metas de modo que sejam mais realistas.

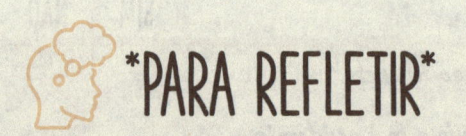

PARA REFLETIR

No processo de perda de peso, é muito importante levar em consideração seu biótipo e suas características físicas a fim de definir metas que estejam dentro da realidade. Até é possível perder muitos quilos fazendo dieta, mas é impossível manter esse resultado a longo prazo. Não foi você que falhou, foi a dieta – que simplesmente não funciona em 95% dos casos.

Deixe lembretes para sair do automático

Este exercício prático vai ajudá-lo a sair do piloto automático e ganhar consciência sobre pequenas ações que fazem muita diferença no processo de resgatar sua conexão com seu corpo.

1. Em pedaços de papel ou lembretes adesivos, escreva tarefas do dia que geralmente realiza de modo automatizado ou costuma negligenciar. Por exemplo: respirar com calma, parar para ir ao banheiro, beber água, levantar da cadeira depois de muito tempo sentado... O que mais?
2. Espalhe os lembretes em lugares para onde olhe com frequência.

A ideia é, toda vez que ler um papelzinho, você fazer o que ele indica. Não exagere na quantidade de tarefas; pode começar se concentrando em uma por semana. Mas é importante que a faça de forma consciente.

Outra maneira de fazer esse treino é colocando uma pulseira ou amarrando um cordão no pulso e, toda vez que olhar para ele, lembrar da tarefa combinada.

HISTÓRIA REAL

Emagrecendo devagar e para sempre

Recebo muitos pacientes que impõem a si mesmos metas totalmente irreais de emagrecimento e mudança do tamanho corporal (querem perder peso, diminuir barriga, braços, coxas). Essa paciente querida, Tatiana (nome fictício), de 24 anos, se consultava comigo desde os 19, quando tinha muita compulsão alimentar, baixa autoestima, obesidade e depressão.

Ela me contou sua história de vida até ali, bastante triste: quando estava prestes a completar 15 anos, ganhou uma festa de debutante e, como queria estar "magra e linda" no vestido, consultou um endocrinologista que prescreveu anfetaminas para ela e lhe passou uma dieta dos pontos. Ela realmente chegou linda no dia da festa, com o corpo que queria. Mas pouco tempo depois passou a ter episódios de compulsão alimentar e entrou em depressão profunda. Tatiana passou quatro anos se consultando com vários psicólogos e psiquiatras sem que nenhum conseguisse ajudá-la a superar o comer transtornado.

Foram alguns meses de tratamento até ela conseguir parar a compulsão, recuperar a autoestima e resgatar a confiança no corpo. Ela perdeu peso devagar, passando de obesidade para sobrepeso, e passou a ter uma vida bem mais saudável, mesmo insatisfeita com a barriga, mais saliente do que ela gostaria.

Um dia Tatiana entrou no consultório dizendo: "Vou me casar. Preciso emagrecer." Conversamos muito e perguntei se ela mesma já não tinha visto esse filme antes. Quantas noivas entram em dietas malucas para casarem "magras" e depois voltam a ganhar tudo, jogando a autoestima lá embaixo?

Eu a ajudei a avaliar se valia a pena arriscar o equilíbrio que ela havia alcançado até ali para ficar "linda" (ou magra) na foto. A predisposição a desenvolver compulsões é, em parte, genética e, com o gatilho da dieta restritiva para emagrecer rápido, ela poderia ter uma recaída.

Ela acabou concordando que o importante era chegar ao altar em sua melhor versão. E lá estava ela: não magra, mas certamente saudável e em paz com o corpo e a comida, aproveitou a festa de casamento até o fim e, eu soube depois, teve uma lua de mel maravilhosa.

Subpilar: Paciência no processo

Não adianta brigar com o corpo para obter resultados rápidos, pois isso pode até fazê-lo ganhar peso. O corpo tem seu próprio tempo. Quanto mais dieta você fez na vida, maior tende a ser a dificuldade de perder peso e manter. O peso é consequência de mudanças no estilo de vida e nos hábitos alimentares e não vai mudar de modo instantâneo.

Qualquer mudança de hábito que valha a pena acontece progressivamente, com a repetição das atitudes certas, sem pressa nem pressão. Um hábito nocivo nesse processo de mudança de comportamento é subir na balança todo dia. Gera mais ansiedade e nos faz pensar que, mesmo tentando emagrecer, parece que sempre estamos um pouco acima do peso. Dê menos importância à balança. Não se pese o tempo todo; nosso corpo é vivo e o peso também. A balança não sabe nada de você, ela mostra apenas números, nem sempre precisos.

Depois de muitos anos fazendo dietas, o importante é buscar estabilizar o peso, ou seja, parar de engordar. Após definir um objetivo possível, determine os passos da sua jornada para conquistá-lo e dê um passo de cada vez, respeitando seu ritmo. Assim os resultados serão consistentes e duradouros.

Seja consistente. Pense em habilidade, não em força de vontade.

Eu me lembro de uma paciente que me contou que a única vez que conseguiu emagrecer sem fazer dieta foi quando se mudou para fazer um estágio em outra cidade e morou por seis meses em um apartamento novo, sem espelho nem balança. "Fiquei esse tempo todo trabalhando, saindo com os amigos e curtindo a vida sem me olhar no espelho. Me sentia tão feliz e livre da balança que emagreci", falou.

É importante rever sua relação com a balança. Se hoje sobe nela uma vez por dia, comece a se pesar dia sim, outro não. Tenha paciência para não querer eliminar esse hábito (e outros que considera prejudiciais) de uma vez; vá aos poucos.

AGORA É A SUA VEZ!
Dicas, reflexões e atividades para trabalhar este subpilar:

Acompanhe suas conquistas
Mudar hábitos e pensamentos é resultado de um processo que envolve tentar, falhar, aprender e voltar a tentar até conseguir. Não tenha medo ou vergonha de repetir esse ciclo quantas vezes precisar. Fazer as pazes com a

comida e o corpo é um processo em que cada pequena conquista merece ser celebrada. Por isso proponho este exercício de monitoramento de comportamentos que são a chave para essa relação. Os comportamentos que listei estão contidos nos 7 Pilares da Saúde Alimentar, mas você pode criar sua própria lista, com ações que considere as mais desafiadoras no seu dia a dia.

Busque progresso, não a perfeição.

Sugiro que você faça suas anotações semanalmente, com calma e gentileza com você mesmo e com o seu processo. Se notar que a frequência de hábitos não está melhorando (ou está piorando), não se culpe. Foque em entender os motivos e o que pode fazer diferente. Lembre-se que uma jornada longa é feita de muitos passos e que, às vezes, é preciso recuar para seguir avançando.

SEMANA __ (__ A __/__)	SIM / NÃO	OBSERVAÇÕES
Escutar a fome		
Respeitar a saciedade		
Cozinhar comida variada		
Dormir bem		
Fazer atividade física por prazer		
Descansar / divertir-se		
Comer com prazer e atenção		
Não subir na balança		
Outros _____		

Está vendo como nessas ideias nem entraram metas quantitativas ou rígidas? Escolha comportamentos que, se modificados gradativamente, vão melhorar sua saúde e seu bem-estar.

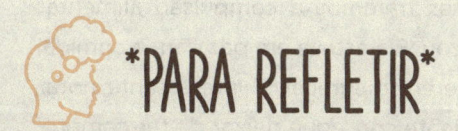

PARA REFLETIR

É importante entender que todo processo de mudança ocorre de dentro para fora, e não o contrário. Quando queremos mudar alguma coisa no corpo ou na alimentação, não dá para esperar ter sucesso da noite para o dia. Precisamos, com consciência, desenvolver um diálogo com nosso corpo, entender nossas fomes e vontades e direcionar corretamente nossas emoções. Isso leva tempo. Mas, se encarar o tempo como seu aliado nessa jornada, você pode conquistar uma nova e duradoura relação com o corpo e a comida.

HISTÓRIA REAL

Não existe receita milagrosa para perder peso

Fui procurada por uma paciente de 65 anos que era também minha leitora. Ela havia lido meu primeiro livro, *O peso das dietas*, e me disse que tudo fez muito sentido para ela, que queria parar de fazer regime e conseguir ficar em paz com o corpo e a comida. Na época, ela havia acabado de sair de uma dieta super-restritiva e queria minha ajuda para manter o peso.

Eu expliquei que não posso prometer a manutenção de um peso alcançado após uma dieta restritiva, pois em 95%

dos casos o corpo volta a engordar e recupera o peso perdido. Isso é fisiológico.

Durante alguns meses tratamos a compulsão alimentar dela e o peso se estabilizou. Ela estava em paz com a comida, mas então passou a querer emagrecer. É interessante notar que, uma vez que o paciente consegue deixar de ter compulsão, não valoriza essa conquista e só pensa em emagrecer. Expliquei que ela já estava pesando menos do que antes da dieta e que o fato de não voltar a engordar era ótimo, mas ela insistiu... e sumiu!

Certamente não é a única paciente impaciente com um processo de mudança gradativa, sem pressa nem pressão. Esse comportamento é fruto de um mercado de "soluções" milagrosas para perda de peso e mudança corporal, que acaba iludindo muita gente com a promessa de resultados rápidos.

Seis meses mais tarde, essa paciente voltou ao consultório dizendo que, nesse intervalo, tinha feito uma dieta para emagrecer, mas sem sucesso, e que tinha voltado a ter compulsões. "Agora serei mais paciente", ela falou, um pouco desanimada. Acolhi a mulher e, com carinho, ajudei-a a entender que todas as experiências, mesmo as negativas, fazem parte do processo e servem como lição.

PERGUNTAS PARA REFLETIR:

- Por que emagrecer é importante para você?
- Quantas vezes você fez dieta e perdeu peso?
- E quantas voltou a engordar? O que o fez voltar a ganhar peso?
- Quando pensa em emagrecer ou melhorar sua alimentação, você acha que precisa fazer mudanças radicais para ter sucesso?
- Você pensa em emagrecer quando se encontra próximo a um evento importante, como formatura, casamento, férias na praia?
- Quando decide emagrecer, você foca em quantos quilos quer perder em determinado espaço de tempo?
- Você se pesa com frequência?
- Você precisa de resultados rápidos para se manter motivado e continuar o processo?
- Para emagrecer, você acha mais fácil cortar tudo de uma vez ou melhorar a alimentação aos poucos?
- Das vezes em que fez dieta para emagrecer, o que conseguiu de bom e de ruim?
- O que acha que pode fazer diferente para conseguir desta vez?

PILAR 6: CUIDAR DA MENTE

Não podemos esquecer que nosso cérebro é quem comanda tudo: as emoções, a fome e a saciedade, os hormônios, o ganho e a perda de peso. O centro do apetite está no cérebro, não no estômago. Cuidar da saúde mental, portanto, buscando formas de nos sentirmos bem, sem estresse excessivo, em paz e felizes, se reflete na nossa relação com a comida e o corpo. É muito importante cuidar da nossa mente.

Isso passa por dizer não às dietas restritivas. Quando focamos demais no peso, inevitavelmente sentimos um mal-estar toda vez que subimos na balança. Pior: nos alimentamos desse mal-estar nos pesando várias vezes por dia, em um ciclo que só gera mais frustração, autocobrança e ansiedade.

Subpilar: Reconhecer o positivo

Quem já passou por muitos ciclos de dieta e briga com a comida e o corpo pode ter dificuldade de enxergar os progressos quando não são algo grandioso, como muitos quilos eliminados de uma só vez.

Vários pacientes chegam ao consultório sentindo-se desanimados e dizendo logo que não emagreceram nada desde a última vez que nos vimos. Quando sentamos para conversar, pergunto, por exemplo, como está a compulsão por doces. Então respondem: "Não tive nenhum episódio este mês." Continuamos a consulta e pergunto como foi na pizzaria no domingo à noite. "Ah, comi só dois pedaços." E aquela caixa de chocolates que ganhou? "Ainda está lá; nem mexi." Eles têm dificuldade para reconhecer que vêm, sim, evoluindo. É meu papel de profissional mostrar que esses pequenos avanços são válidos, são vitórias. Em vez de destacar o fato de não ter perdido peso, por que não comemorar que não teve episódios de compulsão? Isso já é uma conquista incrível! É importante enxergar as vitórias, os progressos, e não somente o número na balança.

É um hábito do cérebro humano focar no negativo, principalmente quando se trata do nosso esforço. Com outras pessoas costumamos ser mais gentis, temos facilidade em ver o lado positivo, elogiar e até vibrar junto. Mas somos implacáveis com nós mesmos. Sair dessa mentalidade é um treino de amor-próprio e autocompaixão. Que tal ser gentil com você do jeito que é com sua melhor amiga?

> *Quanto mais você aprende a escutar e respeitar seu cérebro, mais você lhe envia um recado dizendo que está bem.*

AGORA É A SUA VEZ!
Dicas, reflexões e atividades para trabalhar este subpilar:

Escreva um diário de agradecimentos
Está comprovado que, quando reconhecemos e agradecemos sinceramente as coisas que temos na vida, vivemos melhor. No cérebro, o sentimento de gratidão ativa o sistema de recompensa, localizado em uma área chamada núcleo accumbens, e aumenta a sensação de prazer e bem-estar. Colocar a mente no "modo gratidão" é uma forma de diminuir a comparação com os outros – essa é uma das maiores fontes de infelicidade que há! –, cultivar a presença no aqui e agora e prevenir doenças psíquicas, como estresse e ansiedade.

    Faça assim: à noite, anote os acontecimentos e emoções positivos que viveu no dia, mesmo que pareçam insignificantes. Um céu azul bonito, um café que tomou com um amigo, uma tarefa que ficou bem-feita no trabalho, um elogio que recebeu, uma conversa interessante, um abraço... Comece com três coisas positivas por dia e vá somando à lista. O modelo de página a seguir é uma maneira de anotar seus motivos para ser grato – anote em cada espaço uma situação, um acontecimento ou uma emoção positiva.

    Dia após dia você vai perceber que tem muito mais a agradecer do que imagina. E que nem tudo precisa estar ligado a comida e peso para trazer bem-estar e felicidade.

LISTA DE SUCESSOS / GRATIDÃO

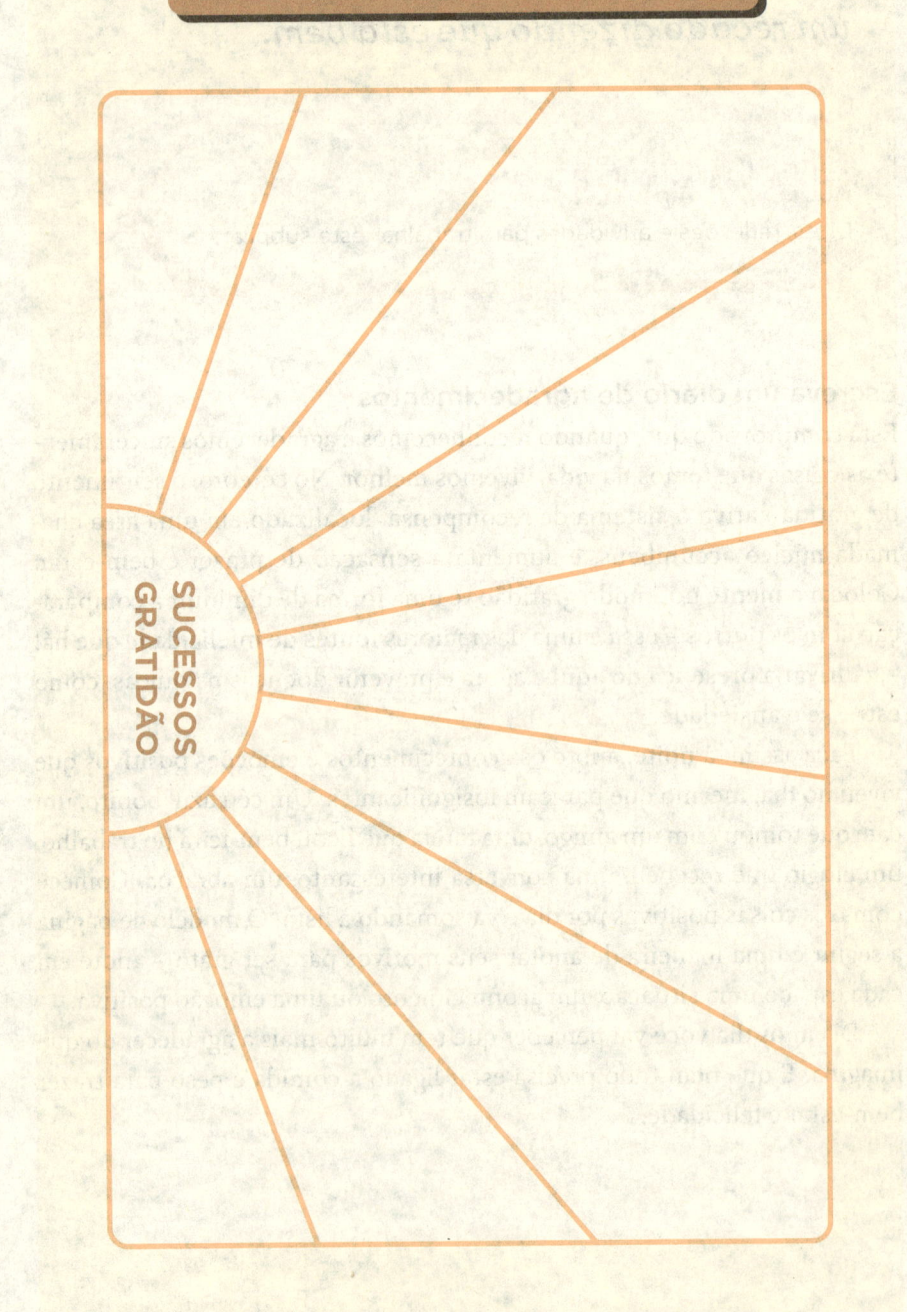

SUCESSOS
GRATIDÃO

Avalie vantagens e desvantagens da mudança

Já comentei que um ótimo recurso para embasar seu processo de refazer a relação com a comida e o corpo é refletir sobre o que você tem a ganhar e a perder com isso no dia a dia. É uma forma de rever sua motivação para a mudança, equilibrar prioridades e se organizar para colocar em prática as ações necessárias. Veja este exemplo de alguém que tem como meta parar de descontar as emoções na comida. Você pode adaptar a tabela para o seu objetivo.

O que quer mudar: consumo de refrigerante
Mudar ou não mudar?

VANTAGENS	DESVANTAGENS	COMENTÁRIOS
• É gostoso • Tem sempre nas festas com amigos • Outras _____	• Culpa depois • Muito açúcar • Engorda • Outras _____	• Prestar atenção e diminuir. • Deixar para tomar só quando tiver vontade. • Beber água para hidratar. • Outras _____

Como complemento dessa atividade, procure refletir sobre a questão que está trabalhando – aqui, o refrigerante. Se quiser, anote suas reflexões.

Saboreie a vida

Quando vivemos no piloto automático a maior parte do tempo, nosso cérebro se ocupa "escaneando" nosso futuro e nosso passado em busca de coisas que deram ou podem dar errado. É uma tendência do cérebro focar no negativo, lembra? Resultado: desconexão do presente e uma carga enorme de estresse, que podem levar ao comer inconsciente e outros comportamentos disfuncionais.

Cultivar o positivo no dia a dia é mais simples do que muita gente imagina, mas exige treino para que se torne um hábito.

Faça assim: durante uma semana, escolha um evento do seu dia para saborear. Pode ser cuidar das plantas em casa, observar uma árvore florida no caminho para o trabalho, curtir a água morna do banho caindo no corpo, ler alguma coisa interessante, brincar com o pet. Poucos minutos bastam, mas dedique-se exclusivamente a esse momento. Isso não é ser bobo ou se obrigar a estar feliz, mas lembrar que a vida está cheia de momentos gostosos para degustar.

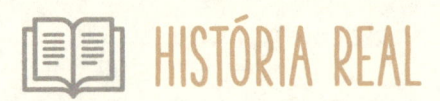

HISTÓRIA REAL

Estar feliz é melhor do que estar magra

Quando Raquel (nome fictício) me procurou, já vinha fazendo dietas havia 30 anos. Ela chegou falando que estava exausta de lutar contra a comida e o corpo. "Conheci seu trabalho em uma reportagem e decidi que o que quero é exatamente isto: me livrar do peso das dietas", ela disse. Quando uma paciente chega até mim depois de 30 anos fazendo regime (e olha que já cheguei a atender uma que fazia dieta havia 50 anos!), já sei que o processo será longo, pois envolve muita reconstrução física e mental. É um trabalho lindo de resgate de autoconhecimento, autonomia e autoestima, mas muitas vezes doloroso, porque é necessário estar disposto a abrir mão da necessidade de controle, escutar o corpo e enfrentar o medo de engordar.

Ela só queria se sentir em paz, então se entregou completamente ao tratamento. Foi um processo muito bonito, em que ela frequentemente reconhecia o lado positivo das experiências que estava vivendo.

Um dia ela chegou contando que tinha se desfeito de todas as roupas de quando era magra e que não serviam mais, mas que guardava para um dia, quando emagrecesse, poder voltar a usar. "Comprei tudo do meu tamanho atual e pensei o seguinte: não estou nem aí para emagrecer. Eu quero vi-

> ver melhor, estar feliz e tranquila. Se, naturalmente, eu perder peso, aí eu compro roupas novas", ela falou. A alegria dela era contagiante. E aos poucos ela emagreceu, sem nem querer saber quanto estava pesando.

Subpilar: Lidar com o estresse

A vida que levamos hoje é estressante, não tem jeito. Trânsito, insegurança nas cidades, excesso de trabalho, preocupação com dinheiro... são fontes externas de estresse das quais não temos muito como escapar. Há também o estresse interno, aquele que surge dos conflitos emocionais e da autocobrança excessiva, por exemplo.

O que precisamos é aprender a lidar com o estresse, independentemente da origem dele, para que não prejudique nossa saúde, nosso bem-estar e nosso peso. Afinal, quando se torna crônico, o estresse estimula a produção de cortisol, que favorece o acúmulo de gordura corporal.

Sabia que fazer dieta restritiva é um dos maiores fatores de estresse para o cérebro?

A ferramenta mais simples para diminuir o estresse interno é a respiração. Experimente fazer três respirações profundas para ver como trazem você para o presente e aliviam no ato. Não é que respirar vá resolver qualquer problema, mas vai trazer você de volta para o aqui e agora e impedir que tome atitudes impulsivas. Isso porque nosso cérebro responde mais rápido às emoções do que às decisões racionais, isto é, antes de pensar como agir, já estamos dando uma resposta atravessada, gritando ou descontando na comida. Respirar é um primeiro passo para se acalmar e é gratuito!

Procure reduzir o seu estresse interno. Respiração mais lenta pode ser uma boa aliada.

> ## AGORA É A SUA VEZ!
> Dicas, reflexões e atividades para trabalhar este subpilar:

Transforme o estresse em calma

Trazer consciência para as situações geradoras de estresse no dia a dia, observando suas emoções e comportamentos diante delas, permite buscar alternativas mais saudáveis para lidar com esses eventos, evitando assim os efeitos negativos do estresse no corpo. Por exemplo, se o trânsito na hora de ir para o trabalho é o que estressa, você pode agir saindo mais cedo de casa, trocando o carro pelo metrô, ouvindo música ou um audiolivro no trajeto, tentando negociar com o chefe outro horário para chegar.

Encontre as situações geradoras de estresse na sua rotina. Em seguida, analise como costuma reagir a elas. Se for de modo negativo (brigando, gritando, comendo ou bebendo álcool para aliviar a tensão, por exemplo), veja se consegue pensar em saídas mais construtivas. Anote suas observações.

EVENTO	COMO REAGE	COMO PODERIA REAGIR
• Trânsito para ir ao trabalho	• Gritando, buzinando, roendo as unhas	• Ouvindo música • Saindo de casa mais cedo • Pegando um caminho alternativo
• Bagunça das crianças em casa	• Dando bronca, colocando-as de castigo	• Conversando com as crianças • Arrumando juntos a bagunça
• Outros _____	• Outros _____	• Outros _____
• Outros _____	• Outros _____	• Outros _____

Acolha suas emoções

Depois de algum tempo treinando aumentar a consciência sobre seu comportamento, a tendência é ser capaz de escolher agir em vez de reagir quando algo inesperado ou ruim acontece. Diante de situações em que perdeu ou quase perdeu o controle de alguma emoção – comendo, por exemplo – sugiro parar por alguns minutos. São apenas dois passos:

1. Observe e perceba: reconheça que você reagiu a uma situação e, mesmo não tendo sido da maneira que gostaria, talvez tenha sido o possível para você naquele momento.
2. Traga a sua atenção para o agora: respire lentamente e foque na sola dos pés, com todas as sensações táteis que puder perceber nessas partes do corpo. Em seguida, perceba onde estão os pontos de tensão no seu corpo e leve a atenção a essas regiões, respirando calmamente.

O objetivo é encontrar alívio rápido, e a respiração é um recurso para isso. Se tiver outras técnicas que funcionem para você, ótimo.

Pequenos momentos antiestresse

Encontre atividades que, para você, são relaxantes e possíveis de incluir na rotina. Não estou falando de coisas grandiosas, mas de ações simples e acessíveis. Coloque na agenda aquelas que consegue realizar diariamente e periodicamente (uma vez por semana ou por mês, por exemplo) e comprometa-se com elas como forma de reduzir o estresse no dia a dia. Listei abaixo alguns exemplos; fique à vontade para criar as suas estratégias. Lembre-se: a melhor pessoa para cuidar do seu bem-estar é você.

- Meditar por 5 minutos
- Caminhar
- Tomar um banho quente
- Fazer algumas respirações lentas e profundas
- Receber uma massagem
- Fazer uma oração
- Cozinhar
- Passear com o pet
- Ligar para um amigo ou uma amiga

Cultive a presença

A prática de colocar atenção plena no que estamos fazendo no momento, sem divagar entre passado e futuro, sem se deixar levar pelos estímulos externos e percebendo as emoções, sensações corporais e os pensamentos no instante em que ocorrem é uma ferramenta poderosa contra o estresse. É também a essência do *mindfulness*, conceito adaptado do zen-budismo e propagado mundialmente pelo professor de medicina norte-americano Jon Kabat-Zinn. Você pode fazer isso trabalhando, cozinhando, comendo, brincando com os filhos, lavando a louça, caminhando para algum lugar. A mente ancorada no aqui e agora fica mais calma e focada e menos reativa. Escolha uma atividade do seu dia para realizar com atenção plena e observe como se sente, fazendo anotações, se quiser.

HISTÓRIA REAL

Uma simples respiração pode mudar tudo

Muitas vezes um paciente me procura sem realmente querer mudar. Por exemplo, há homens que vêm porque a esposa mandou; eles mesmos não gostam da ideia de se consultar com um nutricionista. Concordo que, às vezes, a profissão leva a acreditar que a culpa por todo e qualquer excesso de peso é sempre da comida, quando não é, claro.

O que eu faço, principalmente com esse perfil de paciente que vai à consulta meio a contragosto, é desviar o foco do alimento quando falo de peso. Afinal, há diversos fatores que influenciam o comportamento alimentar e o peso. O estresse é um deles, e muitas vezes pode explicar o ganho de peso.

Homens têm menos crenças sobre alimentos "bons" ou "ruins", e com eles eu geralmente acabo trabalhando mais com o comportamento, ou seja, com *como* eles comem. O que muitas vezes escuto são coisas do tipo "Eu engulo a comida, nem percebo o que está acontecendo", o que quase sempre tem relação direta com uma rotina estressante e desatenta.

Nesses casos, gosto de fazer com eles uma breve prática de três respirações lentas e profundas, com os olhos fechados. É surpreendente o efeito que uma técnica tão simples tem de trazer a pessoa para o aqui e agora; os pacientes ficam encantados. Então combinamos que eles podem fazer a mesma prática antes das refeições, para induzir um comer mais consciente.

Técnicas de respiração são ótimas para trabalhar com pacientes inicialmente pouco envolvidos com o tratamento porque são fáceis de praticar e produzem mudanças perceptíveis no comportamento. Outra coisa que uso com esse tipo de paciente é justamente a Roda dos 7 Pilares da Saúde Alimentar, pois ela permite enxergar aspectos da vida que estão ligados ao ato de comer e não dizem respeito exatamente à comida.

PERGUNTAS PARA REFLETIR:

- Sua vida é estressante?
- Como você está lidando com o estresse?
- Acha que pode reduzir o estresse em alguma área da sua vida?
- O que você faz para si mesmo e seu bem-estar que não seja comer?
- De que forma comer o ajuda a resolver conflitos?
- Como se sente depois de um episódio de comer emocional?
- Quais são as emoções que a comida ajuda você a enfrentar?
- A quem poderia recorrer para ter apoio em vez de buscar a comida?
- O que o impede de pedir ajuda em vez de comer?

PILAR 7: **FAZER AS PAZES COM O CORPO**

Este pilar aborda a relação com o corpo e a questão da autoimagem. Para quem está em guerra com o peso e com o corpo, ele costuma ser o mais difícil de avaliar porque pode trazer à tona emoções e sentimentos difíceis de enfrentar. Mudar comportamentos relacionados a esse aspecto da saúde alimentar é um desafio para muitas pessoas. Por isso não sugiro abordá-lo logo no início do seu processo de transformação trabalhando com a roda.

Fazer as pazes com o corpo não é amá-lo. Considere que essa é uma etapa futura, uma conquista para a qual você está se preparando se está lendo este livro. Ficar de bem com seu corpo é admitir que, apesar de não estar como você gostaria, ele é o único que você tem e merece ser cuidado como seu melhor amigo. Pare de lutar contra ele.

Subpilar: **Aceitar o corpo**

O primeiro passo para começar a gostar do seu corpo é aceitá-lo como ele é, com suas histórias, formas e funcionalidades. Sei que não é fácil, afinal as indústrias da beleza, da moda e da dieta não medem esforços e investimentos para reforçar que nosso corpo nunca está bom o suficiente e que sempre temos que mudar alguma coisa para nos encaixarmos em padrões irreais. Você pode – e deve – se rebelar contra isso!

Cada vez mais pessoas, aliás, estão se rebelando (e forçando a indústria a se reinventar) por meio de um movimento batizado de *body neutrality*, que defende adotar uma perspectiva neutra em relação ao corpo, sem julgá-lo pelas imperfeições nem enaltecê-lo por estar "com tudo no lugar". O foco deve ser nas experiências que um físico saudável permite viver e na valorização da diversidade. Afinal, não existe um corpo igual a outro – ainda bem!

Querer emagrecer quando não há uma razão de saúde que justifique isso é uma agressão ao corpo, uma forma de tentar controlá-lo, forçá-lo a algo que não é natural para ele. E sabemos que quanto mais você tenta controlar o corpo, maior o risco de ele se descontrolar.

Um exemplo típico de não aceitação corporal são aquelas pessoas que, idealizando um corpo magro, se recusam a comprar roupa do tamanho certo porque vivem na expectativa de emagrecer. Tenho pacientes que, com essa mentalidade, quase não saem de casa porque não têm o que vestir e sentem que serão julgados por terem engordado. Só que, achando que no futuro vai conquistar o corpo dos sonhos ou que tudo vai se resolver quando conseguir entrar em uma calça 38, você deixa de viver o agora.

==Aceite seu corpo e cuide bem dele: ele é o único que você tem.==

Aceitar não significa se acomodar, se conformar, ter uma atitude submissa. Ao aceitar nosso corpo, o reconhecemos como ele é, o acolhemos e podemos escolher agir a seu favor em vez de reagir contra ele. Seja mais gentil com você.

AGORA É A SUA VEZ!
Dicas, reflexões e atividades para trabalhar este subpilar:

Busque suas qualidades
Pense e escreva o nome de algumas pessoas que você admira. Ao lado do nome, relacione as características e qualidades pelas quais as admira.

PESSOA 1 _____ QUALIDADES _____

PESSOA 2 _____ QUALIDADES _____

PESSOA 3 _____ QUALIDADES _____

PESSOA 4 _____ QUALIDADES _____

Ao final da atividade, releia seus motivos. Algum deles faz referência ao corpo ou ao peso da pessoa? Nessa hora é muito comum perceber que não, o corpo nem entrou na sua avaliação, o que mostra que não é o mais importante para admirar alguém. Por que não usar a mesma gentileza com você ao olhar para suas qualidades?

Escreva uma carta para o seu corpo
Como você se comunica com seu corpo? Nesta atividade, pense nele como um amigo ou uma amiga de quem está tentando se reaproximar depois de algum tempo brigados. O que gostaria de dizer? Qual seria o tom da conversa? Seja sincero, fale o que tiver vontade de falar, peça desculpas se achar necessário. Este exercício pode mexer bastante com você e suas emoções, mas pode colocá-lo em um caminho lindo de reconciliação com o seu corpo.

Mais tarde, em outro dia, escreva a resposta do seu corpo a essa carta.

Pare de seguir (e de se comparar com) influenciadoras
Quando nos comparamos com alguém, normalmente escolhemos grupos de referências tendenciosas, como pessoas na mídia, da mesma idade ou mais jovens que a gente. Já percebeu isso? Geralmente buscamos essas pessoas no nosso dia a dia ou na rede social (televisão, revistas, internet), e isso é problemático porque não se trata de uma comparação justa.

O problema surge quando não apenas comparamos, mas julgamos e acabamos nos desvalorizando. Por exemplo, dizendo "Não gosto do meu braço porque é grosso" ou "Meu cabelo é enrolado, acho horrível". Fique atento a esses comentários que faz sobre si mesmo.

Seja quem você realmente é. Sua autenticidade será uma inspiração para todos ao seu redor.

Ao gastar muito tempo olhando para os corpos de outras pessoas, você pode deixar de olhar para outros aspectos da sua vida e aprofundar sua preocupação com o peso. Em vez disso, faça um detox das redes sociais, desconecte-se dos perfis que não fazem bem e prefira se comparar com você mesmo, levando em consideração em que mudou, o que aprendeu e conquistou. Busque ser sua melhor versão agora, e não a cópia de alguém.

Permita-se mais

A insatisfação corporal e o medo de ser julgado pela aparência nos fazem abrir mão de viver experiências importantes e momentos preciosos com pessoas queridas porque evitamos nos expor. Que tal começar a praticar a autoaceitação, ser mais gentil, libertando-se de privações impostas por você mesmo por causa do corpo? Lembre-se que você não se resume ao tamanho ou à forma do seu corpo. Pense nas atividades que você deixa de fazer para não se expor e, aos poucos, devolva-as à rotina, por exemplo:

- Ir à praia ou à piscina de maiô
- Vestir uma peça ou uma cor que adora, mas evita porque não favorece o corpo
- Aceitar convites
- Sair de casa sem esconder uma parte do corpo de que não gosta
- Outros _____

Encontre suas qualidades

Durante uma semana, escolha um momento do dia para escrever uma lista com dez qualidades que você tem. Pense em características que vão além do corpo e do peso e falam de sua personalidade, do seu humor, das suas habilidades. Se quiser, pergunte também a pessoas próximas, no trabalho ou em casa, que virtudes elas veem em você e coloque na lista. No final da semana, leia sua relação. O que você descobriu?

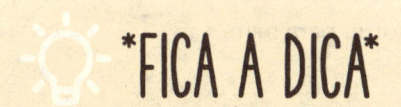

FICA A DICA

Alguns momentos do dia a dia são boas oportunidades para entrarmos em contato com o corpo e fazermos as pazes com ele, mas nem sempre sabemos aproveitá-los para isso. Use a hora de se ensaboar no banho, passar creme nas mãos ou hidratante no corpo, alongar-se pela manhã, se vestir para uma ocasião importante para conversar com seu corpo e conhecê-lo melhor. Se quiser, dê-se um abraço. Você é o melhor amigo do seu corpo.

📖 HISTÓRIA REAL

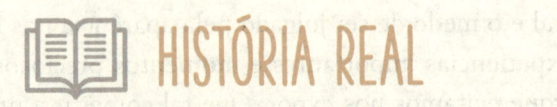

Quando você sorri para seu corpo, ele sorri de volta

Fiquei fascinada com a determinação dessa jovem paciente de 22 anos que marcou uma consulta virtual comigo durante a pandemia. Ela contou que tinha um histórico de insatisfação corporal, mas tinha feito as pazes com o corpo; agora precisava ficar de bem com a comida. "Eu decidi me amar", ela disse. Trabalhamos algumas questões do comportamento alimentar e ela melhorou bastante e bem rápido, chegando a perder 15 quilos em 8 meses. A moça estava feliz, comendo de tudo e realizando uma transformação importante não só na própria vida, mas também na dos pais dela.

Fiquei curiosa para saber como tinha sido a decisão de começar a se cuidar, e ela me contou o que considerava seu segredo (mas me deu permissão para contar aqui). "Um dia decidi que iria cuidar de mim com carinho e, para nunca esquecer de ser gentil comigo, fiz uma tatuagem. Quer ver?", ela perguntou. É claro que eu quis! Ela chegou com o corpo perto da tela do computador e mostrou um pequeno sorriso tatuado na barriga, perto do umbigo. "O que eu mais odiava em mim era minha barriga, agora não é mais. Toda vez que eu vejo esse sorriso no espelho, eu sorrio para mim."

Subpilar: Confiar no corpo

O vaivém do peso (o que chamamos de efeito sanfona ou *weightcycling*), característico de quem vive fazendo dieta, é altamente prejudicial para a saúde e para a sua conexão com o corpo. Quanto mais privação impõe ao corpo, mais você atrapalha a comunicação com os sinais que ele envia – de fome, saciedade, cansaço e tristeza, entre outros. Você acaba achando que seu corpo deixou de obedecer aos seus comandos, mas foi você que, querendo controlá-lo – determinando o que, quando e quanto comer –, perdeu a capacidade de escutá-lo.

Resgatar esse diálogo perguntando-se o que está sentindo em cada momento – se fome, sede ou sono, por exemplo – é essencial para recuperar a confiança de que seu corpo sabe do que precisa.

> *Tenha confiança em você e no seu corpo. Sinta-o, aceite-o, responda a ele e aprenda a escutá-lo.*

Por que não cuidamos do corpo como cuidamos de nossos amigos, de um filho, de um animal de estimação? Lembro de uma paciente que tinha compulsão alimentar, estava sempre de dieta e com frequência esquecia de comer. Ela possuía 13 cachorros. Perguntei se ela deixava de dar comida aos cães por esquecimento, e ela, surpresa, respondeu que não, de jeito nenhum! "Por que não cuida de você com o mesmo carinho?", questionei. Quis fazê-la perceber que ela tinha mais cuidado com a saúde dos bichos do que com a dela mesma. Sempre é tempo de se reconciliar com seu corpo e viver melhor. Se você sente muita dificuldade, não hesite em buscar a ajuda de um terapeuta.

AGORA É A SUA VEZ!
Dicas, reflexões e atividades para trabalhar este subpilar:

Seu corpo como ele é
Seu corpo é mais do que o peso na balança ou o formato dele na frente do espelho. Por muito tempo você escutou que é só reduzir o que ele come e malhar mais para fazê-lo chegar ao peso desejado, como massa de modelar. Só que ele não entendia a mesma história. Quanto mais você

queria emagrecer, mais ele queria se proteger! Muitos até ficam com raiva do corpo, como se ele fosse um traidor ou estivesse quebrado por engordar sempre.

Confie no seu corpo, ele tem sabedoria. Ele precisa de energia para funcionar. É ele que permite que você vá a lugares e realize as atividades do dia a dia; é nele que percebemos as sensações agradáveis e desagradáveis que ajudam a escolher como agir nas situações. Ele consegue perceber quando você exagerou na alimentação.

Você é mais que seu corpo

Como você se apresentaria a um grupo pela primeira vez?

Eu, por exemplo, poderia falar o seguinte:

- *Sou nutricionista e pesquisadora.*
- *Sou casada e tenho quatro filhos.*
- *Nasci na França e moro no Brasil há mais de vinte anos.*
- *Adoro cozinhar e caminhar pelo bairro nos fins de semana.*

Está vendo como não precisei falar do meu corpo ou de quanto eu peso para falar sobre quem eu sou? Todos temos uma história de vida, construímos e conquistamos coisas todos os dias, mas muitas vezes acabamos focados no corpo como se essa fosse a dimensão mais interessante de quem somos.

E você, como se definiria para além do seu corpo?

Avalie sua vida

1. Escreva uma lista de aspectos da vida que considera importantes para sua realização pessoal – por exemplo: família, amigos, trabalho, viagens, descanso, atividade física.
2. Avalie quanto seu corpo ajudou estando presente e com saúde. Para as mães: pense em quão maravilhoso o seu corpo é por ter gerado o seu filho. Para aqueles que passaram por uma doença: perceba como seu corpo teve sabedoria no curar-se dessa doença e na sua recuperação.
3. Ao final, olhe para suas respostas e reflita sobre quanto você já confiou nele.

📖 HISTÓRIA REAL

A balança não sabe nada sobre você

Busco sempre reforçar com meus pacientes a importância de aceitar e confiar no próprio corpo sem se tornar refém de afirmações externas ou parâmetros como o número de quilos mostrado na balança ou as medidas da circunferência de quadris, braços ou cintura. Esses números não dizem nada sobre você e sua saúde; afinal de contas, são apenas números.

Outro dia uma paciente me contou, desanimada, que tinha tido um dia péssimo simplesmente porque resolveu se pesar de manhã. Ela acordou se sentindo bem, tomou um banho gostoso, passou creme no corpo, perfume, estava cheirosa, feliz e pronta para sair para o trabalho, mas antes subiu na balança para checar o peso. O alto-astral acabou ali mesmo. Conversando, ela me contou que, sim, a balança tinha um papel importante na vida dela e nas decisões ligadas a comida.

Quis mostrar que não vale a pena deixar que um número na balança seja o ditador da vida de ninguém. Depois de um breve silêncio, ela falou: "É verdade, doutora Sophie, minha balança não sabe nada de mim!"

PERGUNTAS PARA REFLETIR:

- Que palavras você usa para se dirigir ao seu corpo? O tom da conversa é mais de carinho ou de hostilidade?
- Que sentimentos e emoções surgem?

- Você costuma se comparar com outras pessoas?
- Que parâmetros usa para comparação? O corpo é um deles?
- Em que outros termos (personalidade, inteligência, atitudes) costuma se comparar com outras pessoas?
- Quando se compara consigo mesmo no passado, o que admira em você?
- Em que acha que está melhor do que antes?
- Existe alguma parte do corpo para a qual evita olhar diante do espelho? Por quê?
- O que ela permite que você faça?
- O que não conseguiria fazer de jeito nenhum sem ela?
- Como se sente ao olhar para essa parte do corpo? E para o corpo inteiro?
- O que seu corpo proporciona de bom para você?
- Que lembranças positivas você tem que envolvem essa parte do corpo?
- O que seu corpo tem a ver com sua insatisfação?
- Como poderia melhorar sua satisfação nessas áreas da vida?
- O que você deixa de fazer por causa do corpo?

PALAVRAS FINAIS

Aqui termina sua leitura, mas não sua caminhada rumo a uma vida mais leve e em paz com a comida, com seu corpo e consigo mesmo. Pelo contrário, este é o início da sua jornada de transformação. E este livro foi idealizado para ser seu companheiro ao longo desse percurso.

O que pretendo com as informações, reflexões e ideias que reuni nestas páginas é ajudar você a ganhar sabedoria, autoconfiança e autonomia para decidir, por conta própria, qual caminho tomar para realizar a mudança que deseja e em que ritmo seguir na sua trajetória. Nada do que está aqui tem o peso de ser regra ou condição para chegar aonde você quer. O que faço neste livro é um convite para cada leitor olhar para a sua vida hoje, identificar o que precisa mudar e encontrar a sua maneira de conseguir fazê-lo. Isso é empoderador!

A esta altura, espero ter conseguido convencer você de que não existe um estilo de vida correto ou uma dieta ideal para chegar à melhor versão de nós mesmos. Cada pessoa é única, assim como o caminho para o autoconhecimento. Ninguém pode saber melhor do que você como está se sentindo agora e o que precisa fazer para se sentir melhor e ser mais feliz. Por isso é tão importante se reconectar com seu corpo e sua mente e saber escutar os sinais e as sensações que eles mandam. "Você é o seu melhor especialista", eu gosto de repetir.

Acredite em você, confie no seu processo e nas suas escolhas a partir daqui. Tudo de que você depende para realizar as mudanças que busca, seja no seu corpo ou no seu comportamento, está dentro de você. Vá com calma, dê um passo de cada vez, não tenha medo ou vergonha de retroceder se achar que precisa. O leme do seu barco está nas suas mãos, lembra? Ainda assim, se sentir dificuldade ou dúvida em qualquer momento do processo, não hesite em procurar a ajuda de um profissional de saúde.

O peso e a saúde são consequências de uma vida vivida com leveza, sem a pressão que fomos acostumados a colocar sobre eles. Estamos juntos nessa.

Boa transformação e *bon appétit*!

Sophie Deram

• ANEXO •

RODA DOS 7 PILARES

Nas páginas seguintes você encontrará
várias cópias da Roda dos 7 Pilares,
para preencher ao longo da sua caminhada.

7 PILARES DA SAÚDE ALIMENTAR
Comer melhor, não menos

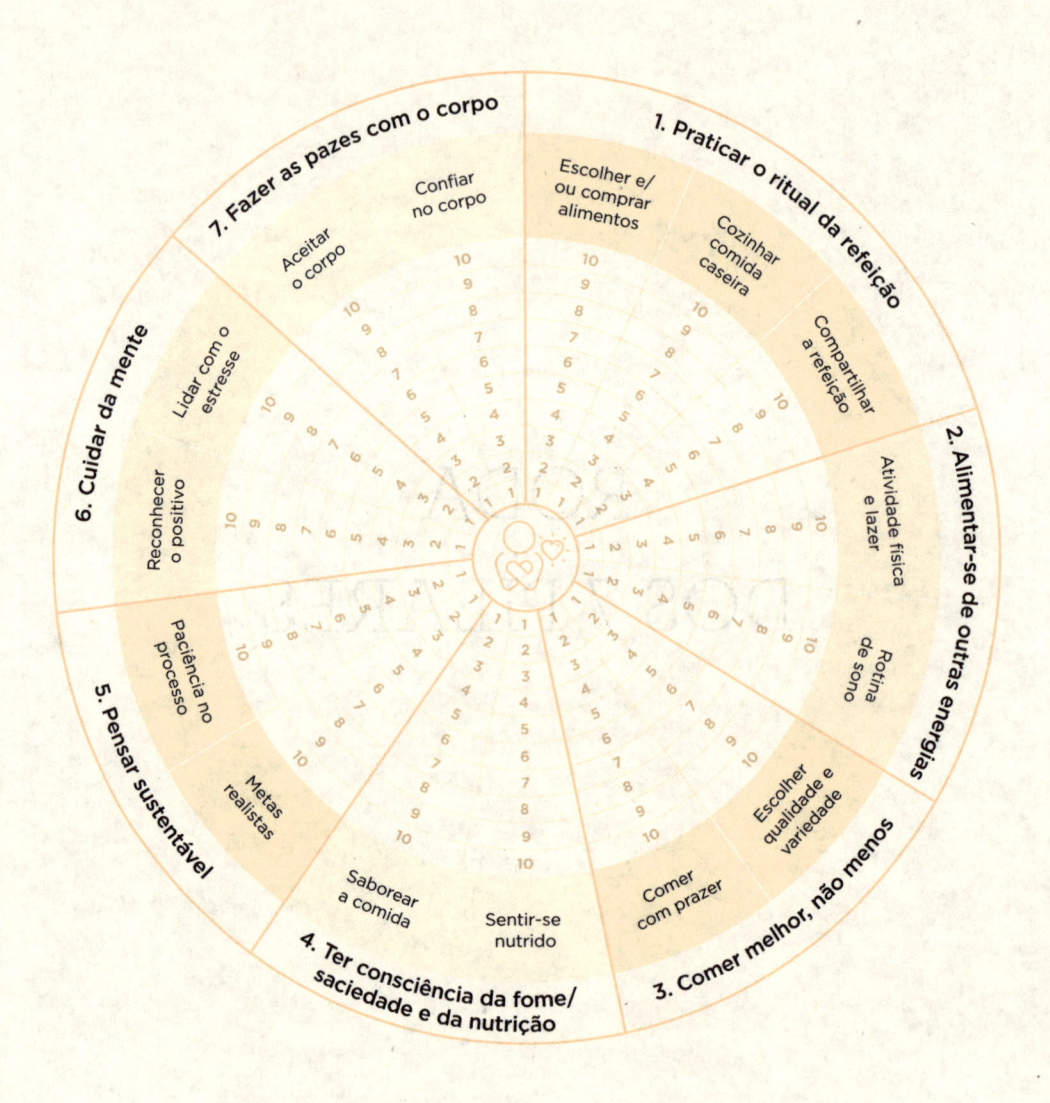

1. Praticar o ritual da refeição
- Escolher e/ou comprar alimentos
- Cozinhar comida caseira
- Compartilhar a refeição

2. Alimentar-se de outras energias
- Atividade física e lazer
- Rotina de sono

3. Comer melhor, não menos
- Escolher qualidade e variedade
- Comer com prazer

4. Ter consciência da fome/saciedade e da nutrição
- Sentir-se nutrido
- Saborear a comida

5. Pensar sustentável
- Metas realistas
- Paciência no processo

6. Cuidar da mente
- Reconhecer o positivo
- Lidar com o estresse

7. Fazer as pazes com o corpo
- Aceitar o corpo
- Confiar no corpo

Avalie de **0** a **10** a sua satisfação em cada área.
Quais são as áreas que demandam prioridade/atenção?

Data: ___ /___ /___

7 PILARES DA SAÚDE ALIMENTAR

Comer melhor, não menos

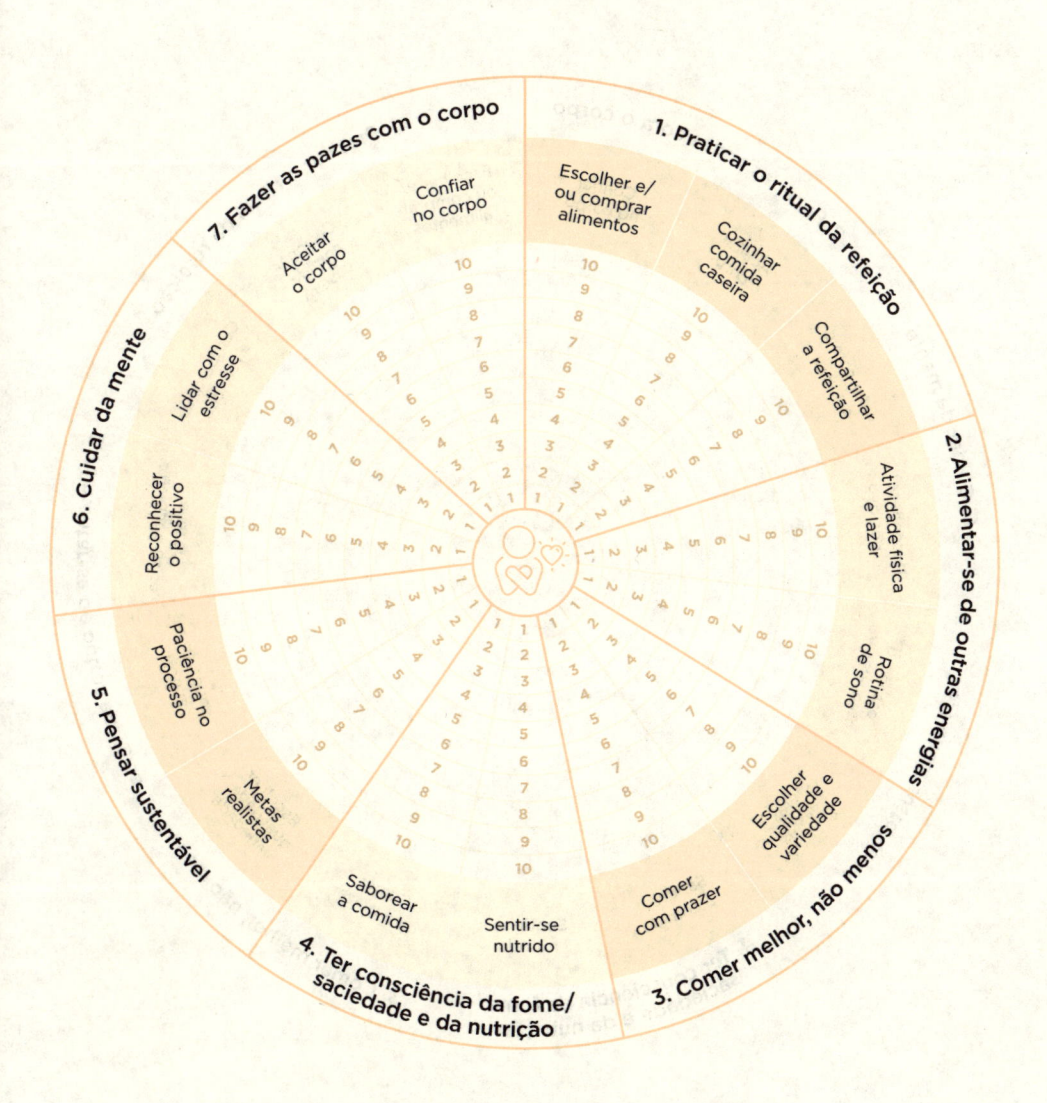

1. Praticar o ritual da refeição
- Escolher e/ou comprar alimentos
- Cozinhar comida caseira
- Compartilhar a refeição

2. Alimentar-se de outras energias
- Atividade física e lazer
- Rotina de sono

3. Comer melhor, não menos
- Escolher qualidade e variedade
- Comer com prazer

4. Ter consciência da fome/saciedade e da nutrição
- Sentir-se nutrido
- Saborear a comida

5. Pensar sustentável
- Metas realistas
- Paciência no processo

6. Cuidar da mente
- Reconhecer o positivo
- Lidar com o estresse

7. Fazer as pazes com o corpo
- Aceitar o corpo
- Confiar no corpo

Avalie de **0** a **10** a sua satisfação em cada área.
Quais são as áreas que demandam prioridade/atenção?

Data: ___/___/___

7 PILARES DA SAÚDE ALIMENTAR

Comer melhor, não menos

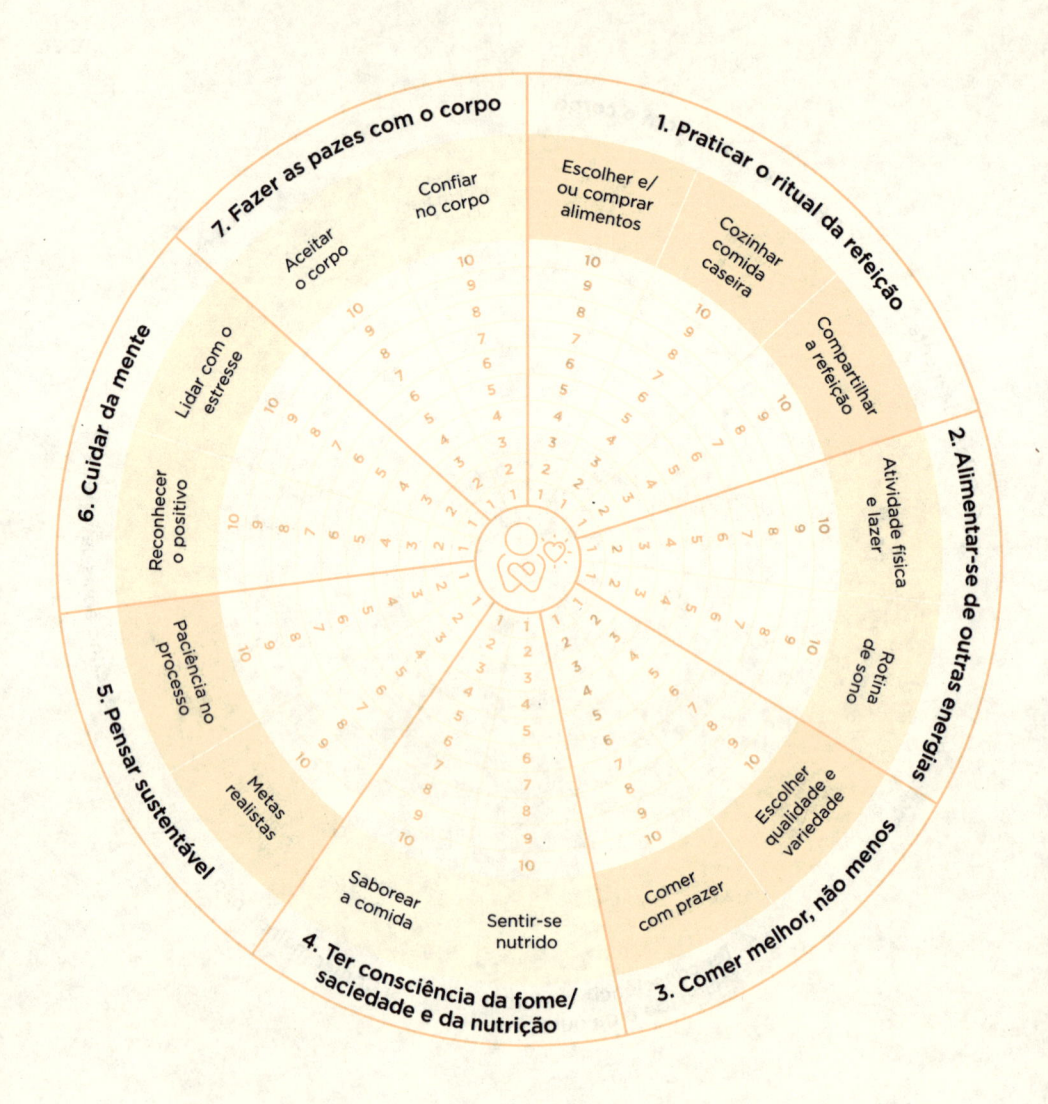

1. Praticar o ritual da refeição
- Escolher e/ou comprar alimentos
- Cozinhar comida caseira
- Compartilhar a refeição

2. Alimentar-se de outras energias
- Atividade física e lazer
- Rotina de sono

3. Comer melhor, não menos
- Escolher qualidade e variedade
- Comer com prazer

4. Ter consciência da fome/saciedade e da nutrição
- Sentir-se nutrido
- Saborear a comida

5. Pensar sustentável
- Metas realistas
- Paciência no processo

6. Cuidar da mente
- Reconhecer o positivo
- Lidar com o estresse

7. Fazer as pazes com o corpo
- Aceitar o corpo
- Confiar no corpo

Avalie de **0** a **10** a sua satisfação em cada área.
Quais são as áreas que demandam prioridade/atenção?

Data: ___ / ___ / ___

7 PILARES DA SAÚDE ALIMENTAR
Comer melhor, não menos

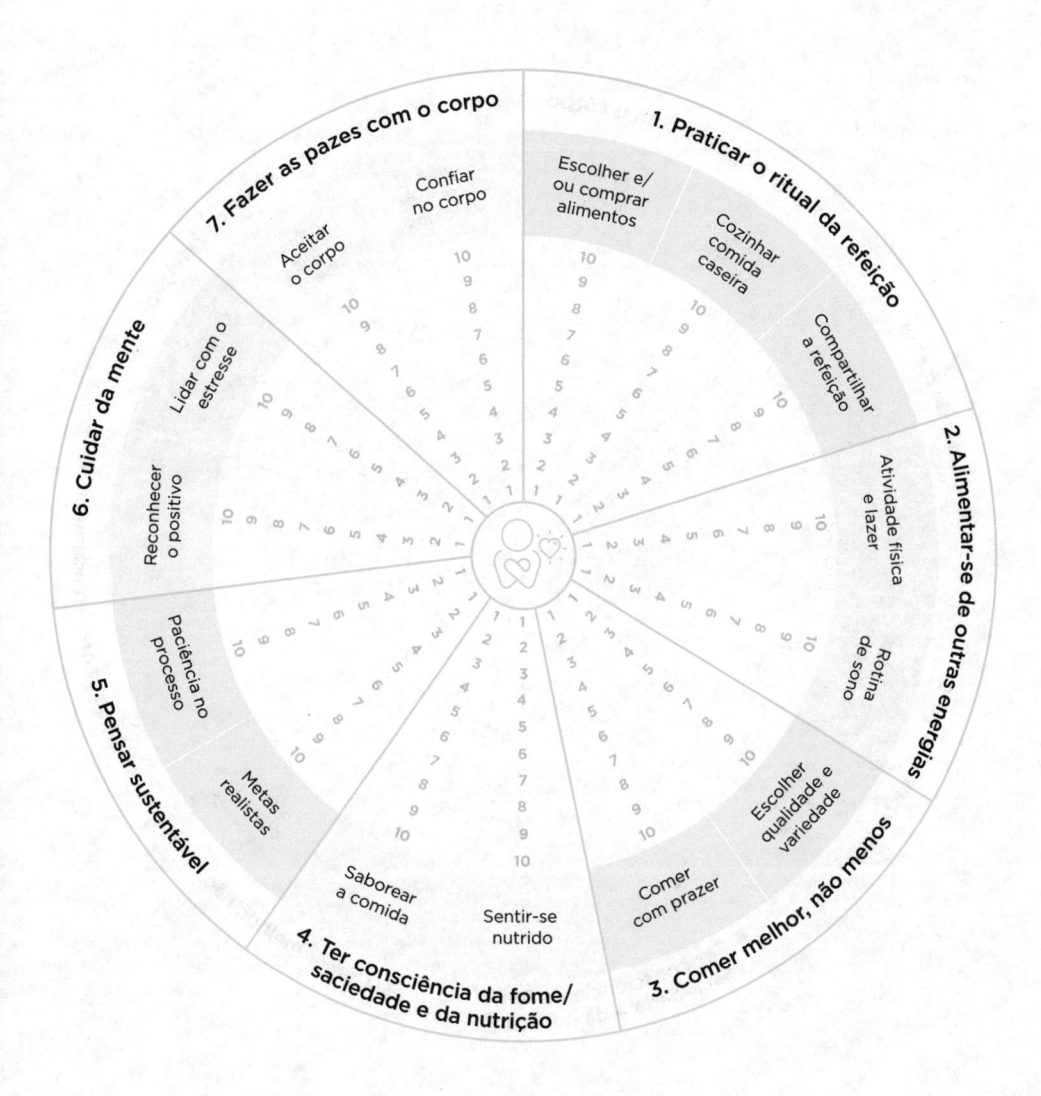

1. Praticar o ritual da refeição
- Escolher e/ou comprar alimentos
- Cozinhar comida caseira
- Compartilhar a refeição

2. Alimentar-se de outras energias
- Atividade física e lazer
- Rotina de sono

3. Comer melhor, não menos
- Escolher qualidade e variedade
- Comer com prazer

4. Ter consciência da fome/saciedade e da nutrição
- Sentir-se nutrido
- Saborear a comida

5. Pensar sustentável
- Metas realistas
- Paciência no processo

6. Cuidar da mente
- Reconhecer o positivo
- Lidar com o estresse

7. Fazer as pazes com o corpo
- Aceitar o corpo
- Confiar no corpo

Avalie de **0** a **10** a sua satisfação em cada área.
Quais são as áreas que demandam prioridade/atenção?

Data: ___/___/___

7 PILARES DA SAÚDE ALIMENTAR
Comer melhor, não menos

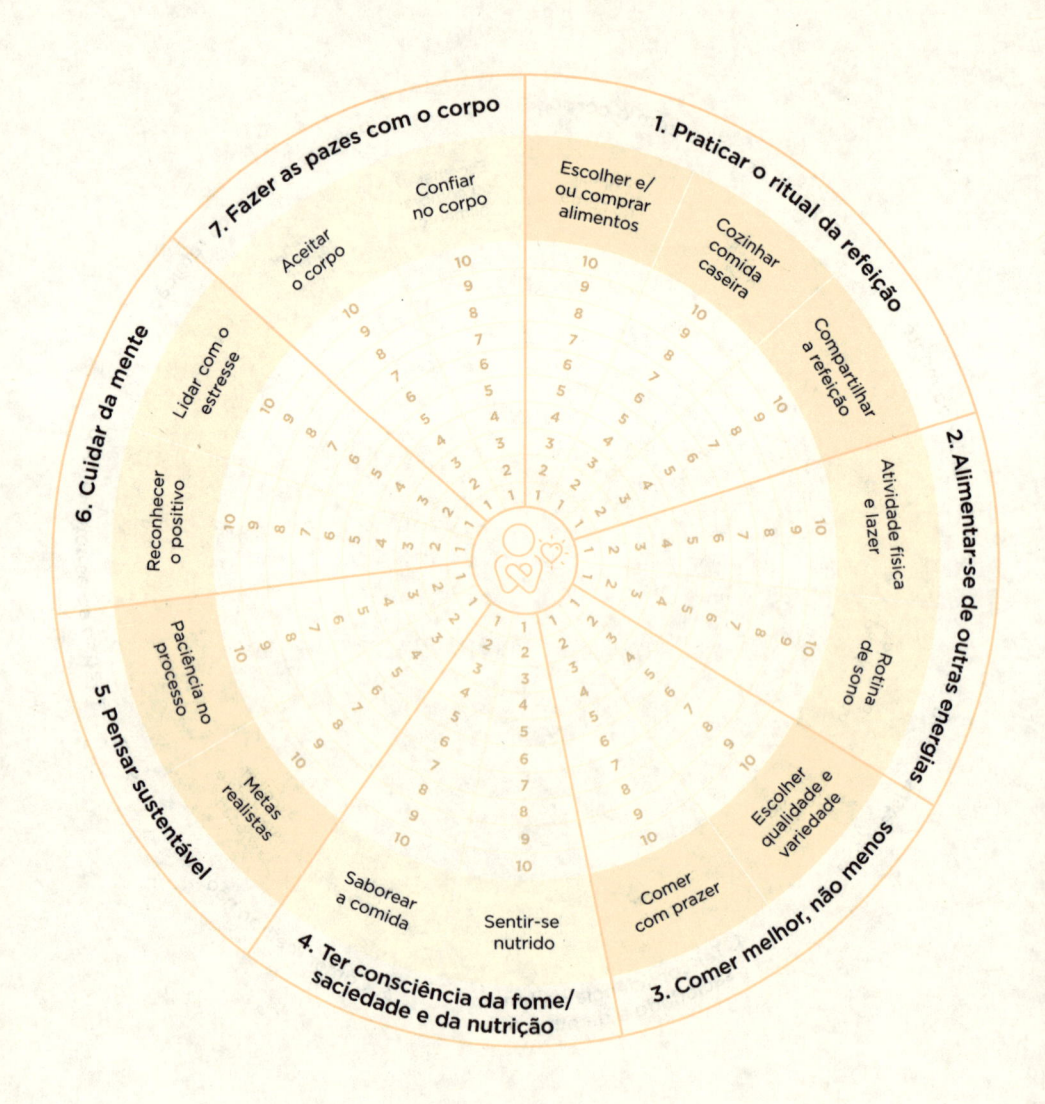

1. Praticar o ritual da refeição
- Escolher e/ou comprar alimentos
- Cozinhar comida caseira
- Compartilhar a refeição

2. Alimentar-se de outras energias
- Atividade física e lazer
- Rotina de sono

3. Comer melhor, não menos
- Escolher qualidade e variedade
- Comer com prazer

4. Ter consciência da fome/saciedade e da nutrição
- Sentir-se nutrido
- Saborear a comida

5. Pensar sustentável
- Metas realistas
- Paciência no processo

6. Cuidar da mente
- Reconhecer o positivo
- Lidar com o estresse

7. Fazer as pazes com o corpo
- Aceitar o corpo
- Confiar no corpo

Avalie de **0** a **10** a sua satisfação em cada área.
Quais são as áreas que demandam prioridade/atenção?

Data: ___ / ___ / ___

7 PILARES DA SAÚDE ALIMENTAR

Comer melhor, não menos

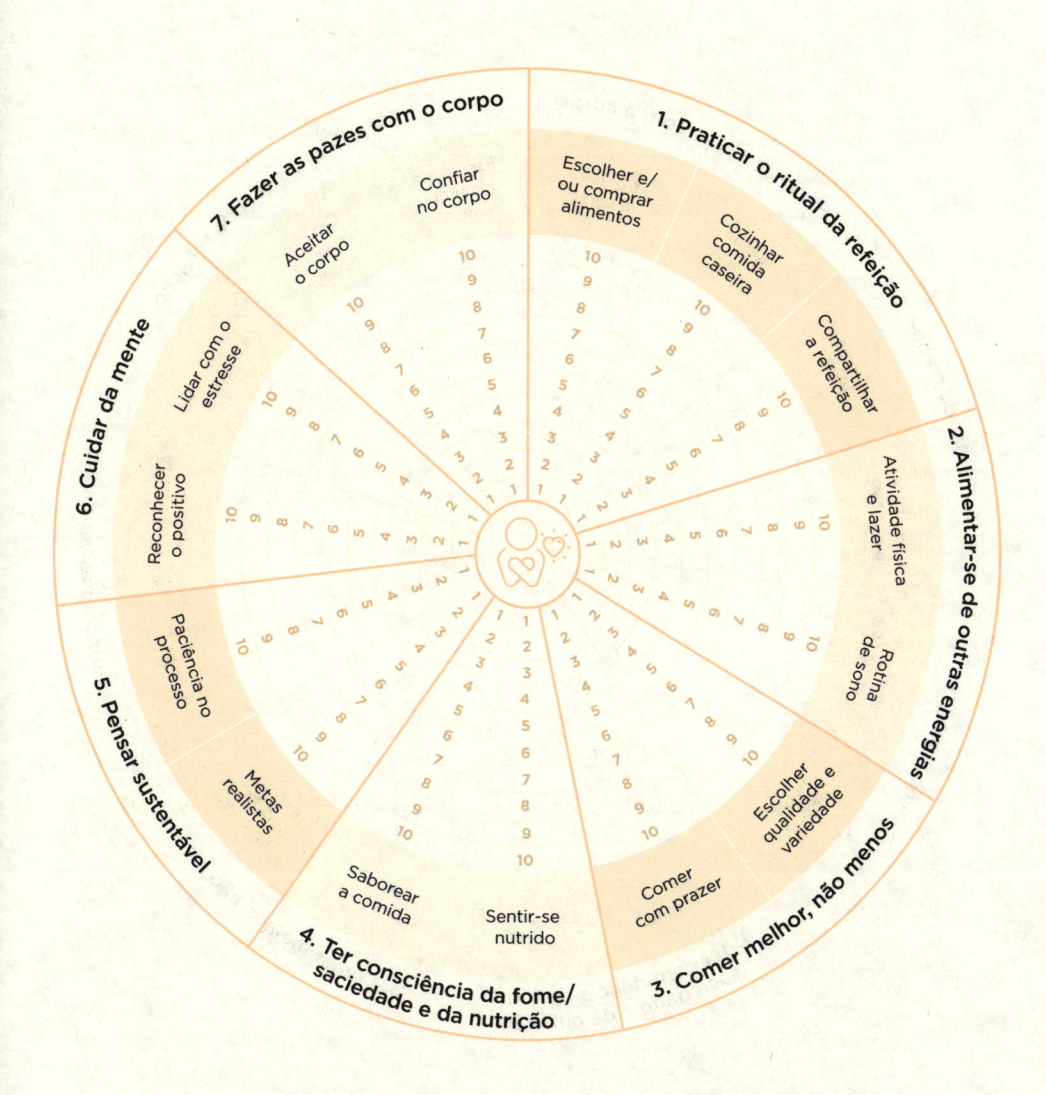

1. Praticar o ritual da refeição
- Escolher e/ou comprar alimentos
- Cozinhar comida caseira
- Compartilhar a refeição

2. Alimentar-se de outras energias
- Atividade física e lazer
- Rotina de sono

3. Comer melhor, não menos
- Escolher qualidade e variedade
- Comer com prazer

4. Ter consciência da fome/saciedade e da nutrição
- Sentir-se nutrido
- Saborear a comida

5. Pensar sustentável
- Metas realistas
- Paciência no processo

6. Cuidar da mente
- Reconhecer o positivo
- Lidar com o estresse

7. Fazer as pazes com o corpo
- Aceitar o corpo
- Confiar no corpo

Avalie de **0** a **10** a sua satisfação em cada área.
Quais são as áreas que demandam prioridade/atenção?

Data: ___/___/___

7 PILARES DA SAÚDE ALIMENTAR
Comer melhor, não menos

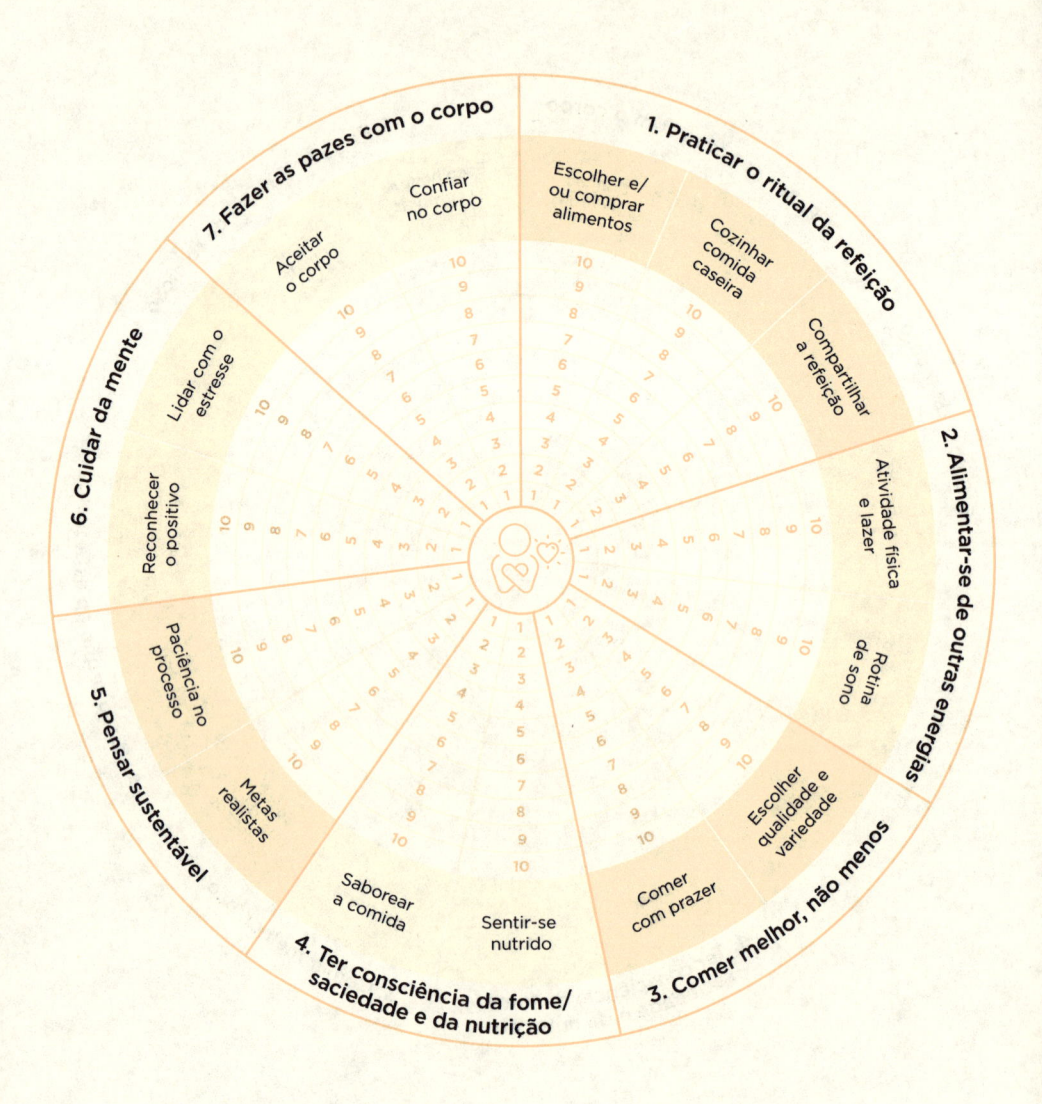

1. Praticar o ritual da refeição
- Escolher e/ou comprar alimentos
- Cozinhar comida caseira
- Compartilhar a refeição

2. Alimentar-se de outras energias
- Atividade física e lazer
- Rotina de sono

3. Comer melhor, não menos
- Escolher qualidade e variedade
- Comer com prazer

4. Ter consciência da fome/saciedade e da nutrição
- Sentir-se nutrido
- Saborear a comida

5. Pensar sustentável
- Metas realistas
- Paciência no processo

6. Cuidar da mente
- Reconhecer o positivo
- Lidar com o estresse

7. Fazer as pazes com o corpo
- Aceitar o corpo
- Confiar no corpo

Avalie de **0** a **10** a sua satisfação em cada área.
Quais são as áreas que demandam prioridade/atenção?

Data: ___/___/___

7 PILARES DA SAÚDE ALIMENTAR
Comer melhor, não menos

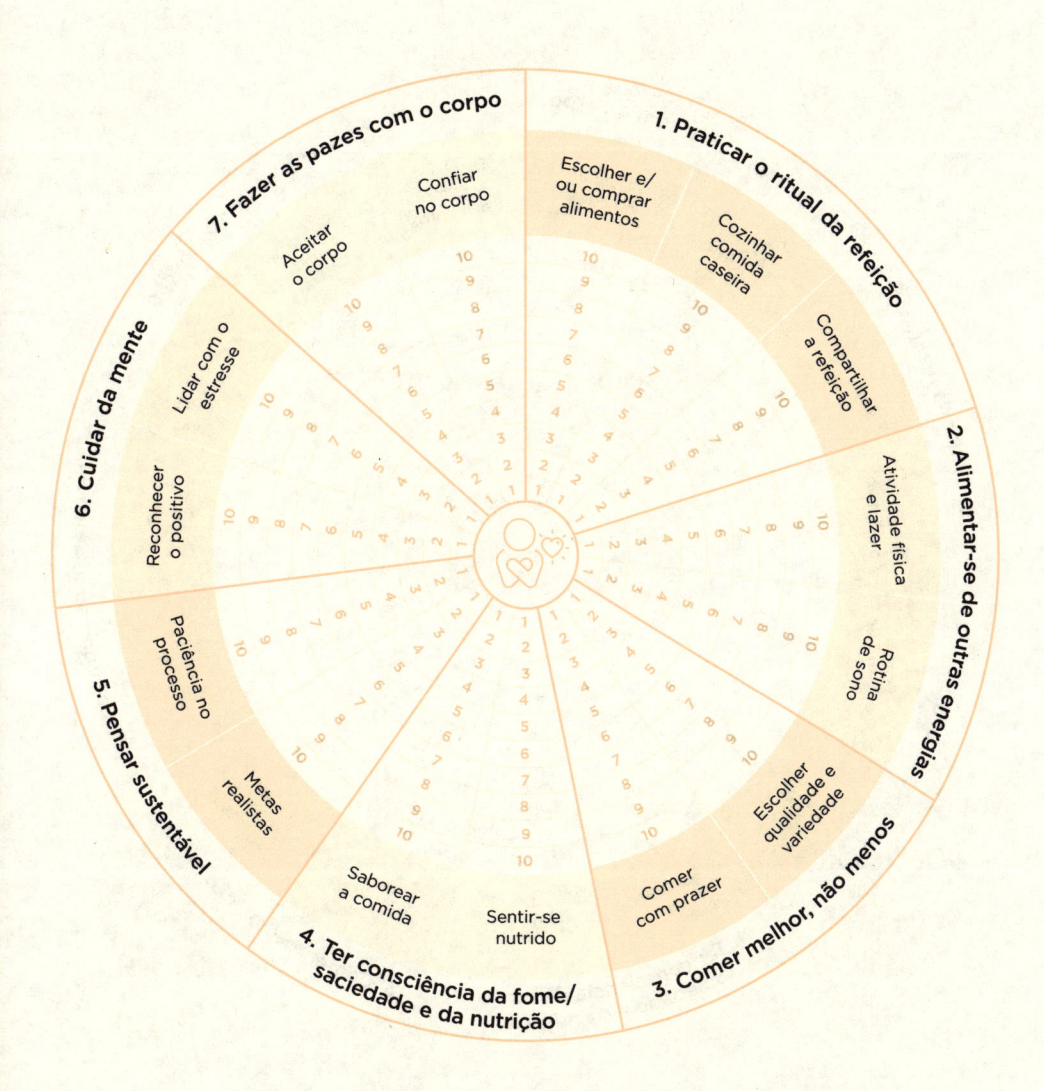

1. Praticar o ritual da refeição
- Escolher e/ou comprar alimentos
- Cozinhar comida caseira
- Compartilhar a refeição

2. Alimentar-se de outras energias
- Atividade física e lazer
- Rotina de sono

3. Comer melhor, não menos
- Escolher qualidade e variedade
- Comer com prazer

4. Ter consciência da fome/saciedade e da nutrição
- Sentir-se nutrido
- Saborear a comida

5. Pensar sustentável
- Metas realistas
- Paciência no processo

6. Cuidar da mente
- Reconhecer o positivo
- Lidar com o estresse

7. Fazer as pazes com o corpo
- Aceitar o corpo
- Confiar no corpo

Avalie de **0** a **10** a sua satisfação em cada área.
Quais são as áreas que demandam prioridade/atenção?

Data: ___/___/___

7 PILARES DA SAÚDE ALIMENTAR
Comer melhor, não menos

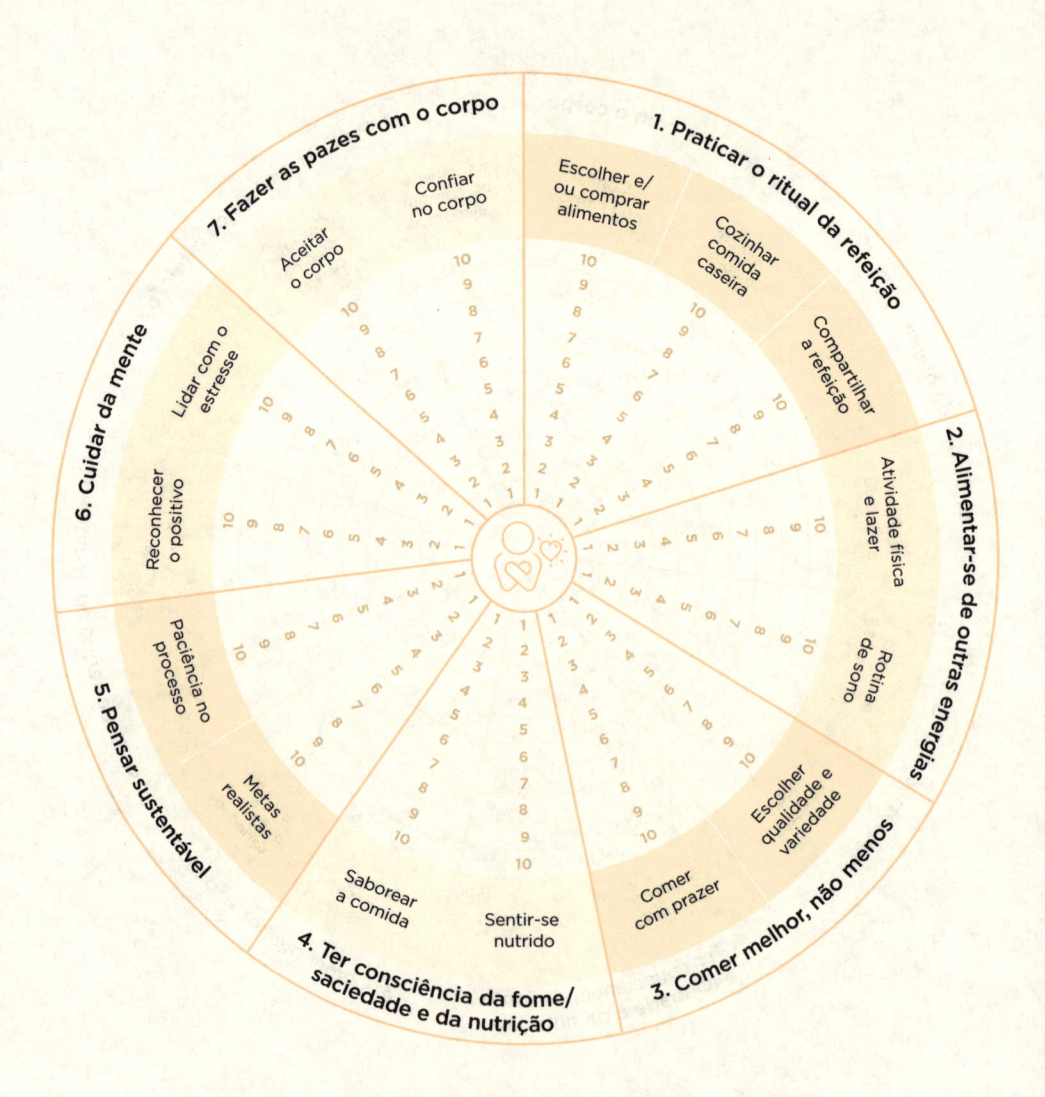

1. Praticar o ritual da refeição
- Escolher e/ou comprar alimentos
- Cozinhar comida caseira
- Compartilhar a refeição

2. Alimentar-se de outras energias
- Atividade física e lazer
- Rotina de sono

3. Comer melhor, não menos
- Escolher qualidade e variedade
- Comer com prazer

4. Ter consciência da fome/saciedade e da nutrição
- Sentir-se nutrido
- Saborear a comida

5. Pensar sustentável
- Metas realistas
- Paciência no processo

6. Cuidar da mente
- Reconhecer o positivo
- Lidar com o estresse

7. Fazer as pazes com o corpo
- Aceitar o corpo
- Confiar no corpo

Avalie de **0** a **10** a sua satisfação em cada área.
Quais são as áreas que demandam prioridade/atenção?

Data: ___/___/___

7 PILARES DA SAÚDE ALIMENTAR
Comer melhor, não menos

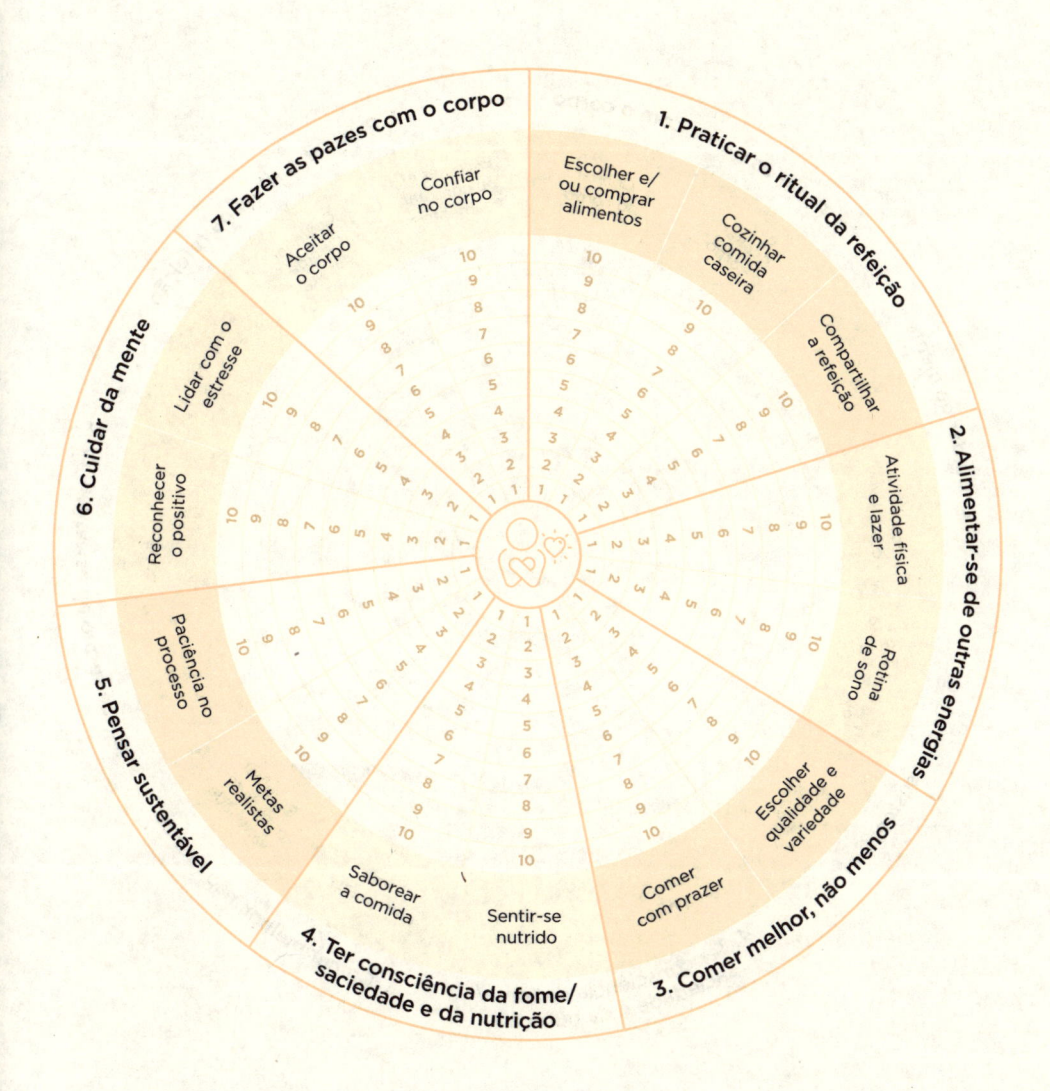

1. Praticar o ritual da refeição
- Escolher e/ou comprar alimentos
- Cozinhar comida caseira
- Compartilhar a refeição

2. Alimentar-se de outras energias
- Atividade física e lazer
- Rotina de sono

3. Comer melhor, não menos
- Escolher qualidade e variedade
- Comer com prazer

4. Ter consciência da fome/saciedade e da nutrição
- Sentir-se nutrido
- Saborear a comida

5. Pensar sustentável
- Metas realistas
- Paciência no processo

6. Cuidar da mente
- Reconhecer o positivo
- Lidar com o estresse

7. Fazer as pazes com o corpo
- Confiar no corpo
- Aceitar o corpo

Avalie de **0** a **10** a sua satisfação em cada área.
Quais são as áreas que demandam prioridade/atenção?

Data: ___/___/___

7 PILARES DA SAÚDE ALIMENTAR

Comer melhor, não menos

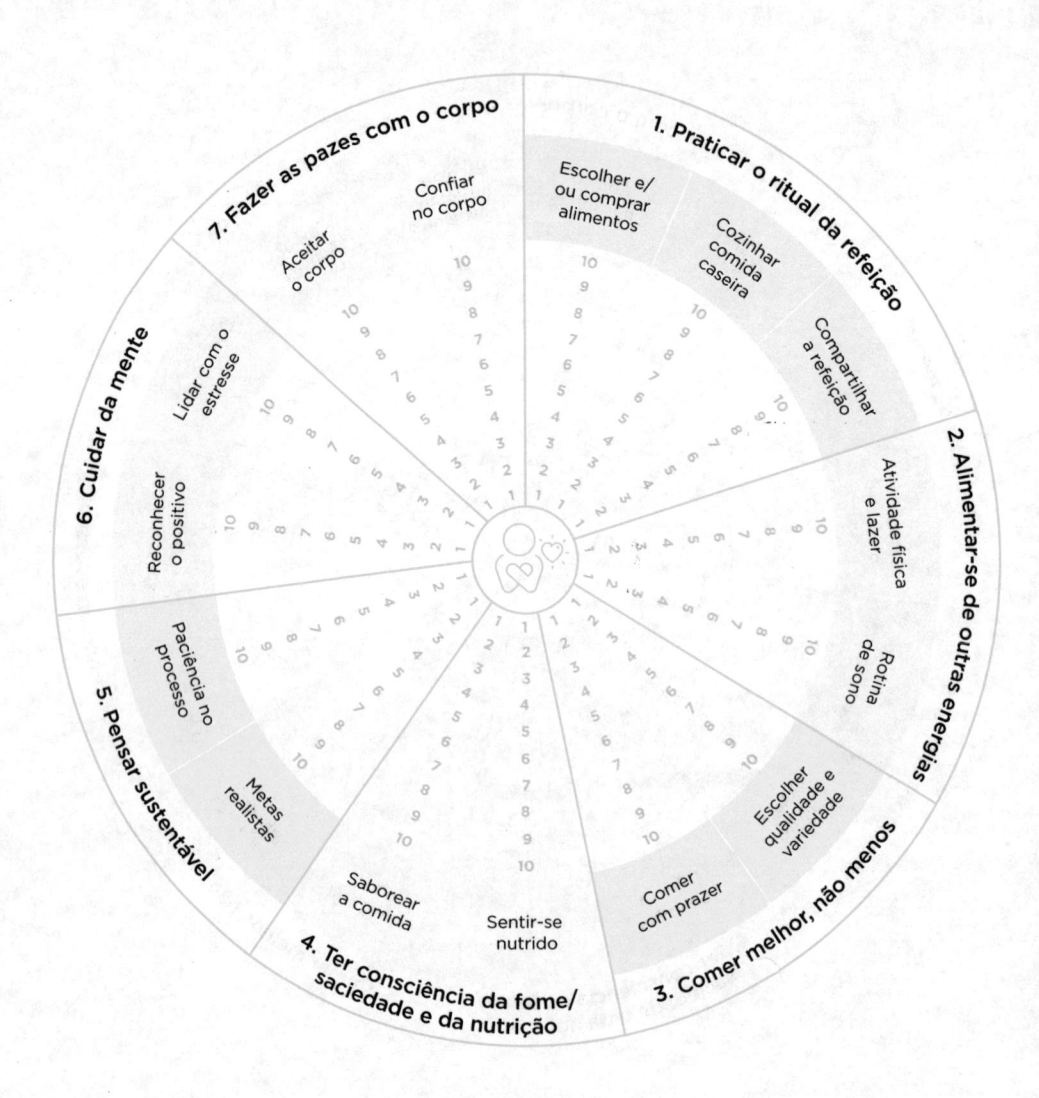

1. Praticar o ritual da refeição
- Escolher e/ou comprar alimentos
- Cozinhar comida caseira
- Compartilhar a refeição

2. Alimentar-se de outras energias
- Atividade física e lazer
- Rotina de sono

3. Comer melhor, não menos
- Escolher qualidade e variedade
- Comer com prazer

4. Ter consciência da fome/saciedade e da nutrição
- Sentir-se nutrido
- Saborear a comida

5. Pensar sustentável
- Metas realistas
- Paciência no processo

6. Cuidar da mente
- Reconhecer o positivo
- Lidar com o estresse

7. Fazer as pazes com o corpo
- Aceitar o corpo
- Confiar no corpo

Avalie de **0** a **10** a sua satisfação em cada área.
Quais são as áreas que demandam prioridade/atenção?

Data: ___ /___ /___

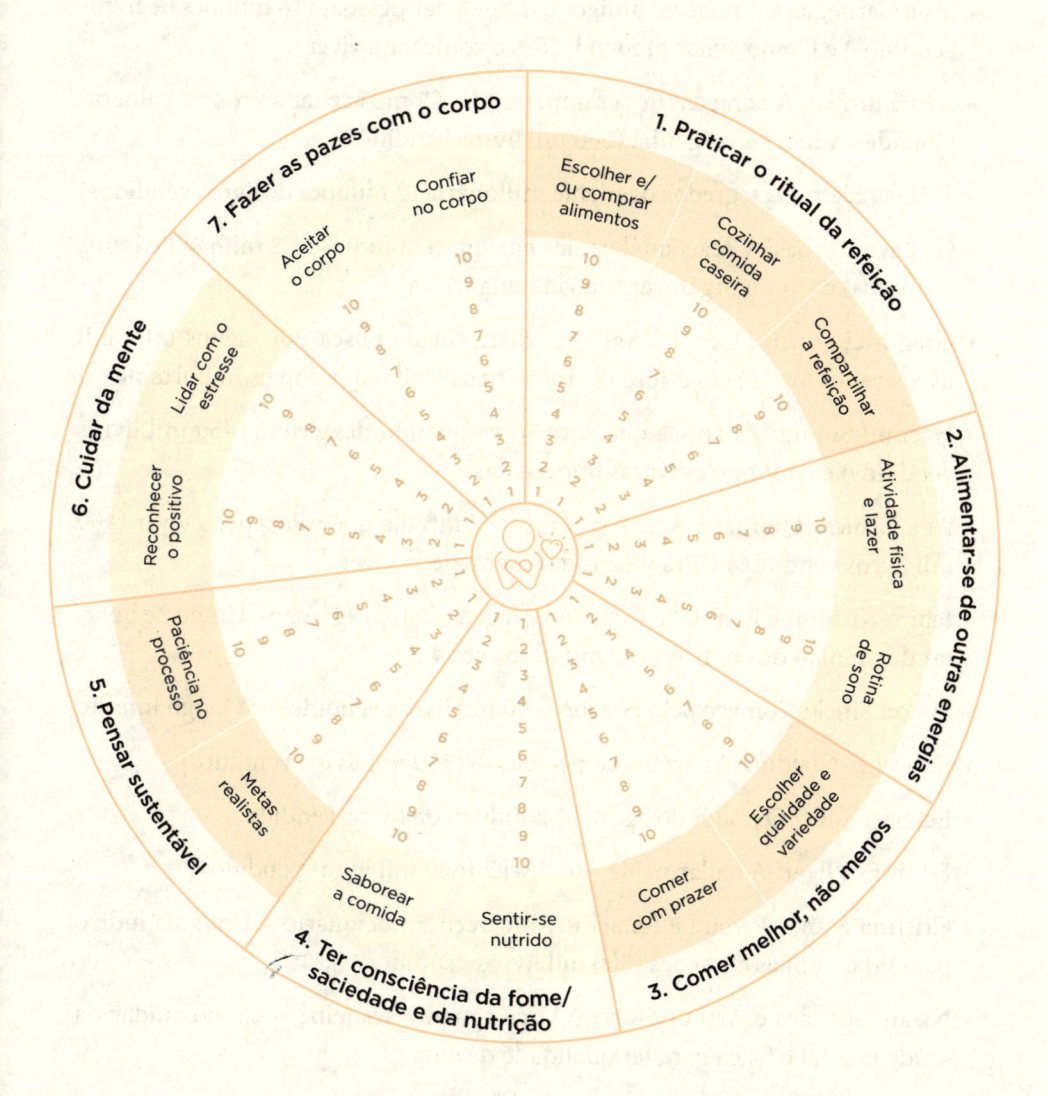

7 PILARES DA SAÚDE ALIMENTAR
Comer melhor, não menos

1. Praticar o ritual da refeição
- Escolher e/ou comprar alimentos
- Cozinhar comida caseira
- Compartilhar a refeição

2. Alimentar-se de outras energias
- Atividade física e lazer
- Rotina de sono

3. Comer melhor, não menos
- Escolher qualidade e variedade
- Comer com prazer

4. Ter consciência da fome/saciedade e da nutrição
- Sentir-se nutrido
- Saborear a comida

5. Pensar sustentável
- Metas realistas
- Paciência no processo

6. Cuidar da mente
- Reconhecer o positivo
- Lidar com o estresse

7. Fazer as pazes com o corpo
- Aceitar o corpo
- Confiar no corpo

Avalie de **0** a **10** a sua satisfação em cada área.
Quais são as áreas que demandam prioridade/atenção?

Data: ___/___/___

CONHEÇA ALGUNS DESTAQUES DE NOSSO CATÁLOGO

- Augusto Cury: Você é insubstituível (2,8 milhões de livros vendidos), Nunca desista de seus sonhos (2,7 milhões de livros vendidos) e O médico da emoção
- Dale Carnegie: Como fazer amigos e influenciar pessoas (16 milhões de livros vendidos) e Como evitar preocupações e começar a viver
- Brené Brown: A coragem de ser imperfeito – Como aceitar a própria vulnerabilidade e vencer a vergonha (600 mil livros vendidos)
- T. Harv Eker: Os segredos da mente milionária (2 milhões de livros vendidos)
- Gustavo Cerbasi: Casais inteligentes enriquecem juntos (1,2 milhão de livros vendidos) e Como organizar sua vida financeira
- Greg McKeown: Essencialismo – A disciplinada busca por menos (400 mil livros vendidos) e Sem esforço – Torne mais fácil o que é mais importante
- Haemin Sunim: As coisas que você só vê quando desacelera (450 mil livros vendidos) e Amor pelas coisas imperfeitas
- Ana Claudia Quintana Arantes: A morte é um dia que vale a pena viver (400 mil livros vendidos) e Pra vida toda valer a pena viver
- Ichiro Kishimi e Fumitake Koga: A coragem de não agradar – Como se libertar da opinião dos outros (200 mil livros vendidos)
- Simon Sinek: Comece pelo porquê (200 mil livros vendidos) e O jogo infinito
- Robert B. Cialdini: As armas da persuasão (350 mil livros vendidos)
- Eckhart Tolle: O poder do agora (1,2 milhão de livros vendidos)
- Edith Eva Eger: A bailarina de Auschwitz (600 mil livros vendidos)
- Cristina Núñez Pereira e Rafael R. Valcárcel: Emocionário – Um guia lúdico para lidar com as emoções (800 mil livros vendidos)
- Nizan Guanaes e Arthur Guerra: Você aguenta ser feliz? – Como cuidar da saúde mental e física para ter qualidade de vida
- Suhas Kshirsagar: Mude seus horários, mude sua vida – Como usar o relógio biológico para perder peso, reduzir o estresse e ter mais saúde e energia

sextante.com.br